韦氏骨伤手法集成

陈小刚 韦 坚 主 编

广西科学技术出版社

·南宁·

图书在版编目（CIP）数据

韦氏骨伤手法集成／陈小刚，韦坚主编. —南宁：广西
科学技术出版社，2019.6（2024.1重印）
ISBN 978 - 7 - 5551 - 0931 - 0

Ⅰ. ①韦… Ⅱ. ①陈…②韦… Ⅲ. ①骨损伤－正骨手法
Ⅳ. ①R274

中国版本图书馆 CIP 数据核字（2017）第 310874 号

韦氏骨伤手法集成
陈小刚 韦 坚 主编

策划组稿：罗煜涛
责任编辑：李 媛 程 思　　　　　　　　　责任校对：夏晓雯
装帧设计：苏 畅　　　　　　　　　　　　责任印制：韦文印

出 版 人：卢培钊
出版发行：广西科学技术出版社
社　　址：广西南宁市东葛路 66 号　　　　邮政编码：530023
网　　址：http://www.gxkjs.com
印　　刷：北京虎彩文化传播有限公司

开　　本：890 mm×1240 mm　1/32
字　　数：250 千字　　　　　　　　　　　印　张：9.25
版　　次：2019 年 6 月第 1 版
印　　次：2024 年 1 月第 2 次印刷
书　　号：ISBN 978 - 7 - 5551 - 0931 - 0
定　　价：80.00 元

《韦氏骨伤手法集成》编委会

国医大师韦贵康教授简介

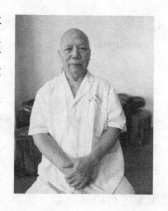

韦贵康，男，生于1938年，1964年于河南洛阳平乐正骨学院毕业后，分配至广西中医学院（今广西中医药大学）工作至今；先后担任广西中医学院第二附属医院院长、广西中医学院院长、骨伤科研究所所长；现为广西中医药大学终身教授，主任医师，博士生导师，博士后指导老师；享受国务院特殊津贴，曾荣获"全国五一劳动奖章"，被评为全国优秀教育工作者、全国老中医药专家学术经验继承工作指导老师、全国骨伤名师、八桂名师、桂派中医大师、全国先进名医工作站韦贵康名医工作室首席专家，2017年获"国医大师"荣誉称号。

主编著作《中国手法诊治大全》《实用中医骨伤科学》《实用脊柱与四肢软组织伤病学》《脊柱相关疾病学》《中医骨伤科治疗手法图解（汉英对照）》《脊柱与四肢软组织损伤治疗手法彩色图谱》《脊柱相关疾病与手法治疗》《图解脊柱整治三联手法》《脊柱相关疾病（英文版）》等共16部，副主编著作12部。发表医学论文105篇，获国家专利3项，获省部级科学技术成果奖6项。是"手法治疗颈椎性血压异常""脊柱生理曲度内在联系及其变化与颈肩腰背痛关系""韦氏奇穴与奇术""多功能均衡牵引架""阴阳五行手法的开法与在脊柱病损应用""脊柱相关疾病中医诊疗技术的创新与推广应用"等科研成果的负责人和技术持有人。培养硕士生105人、博士生 8 人、博士后 2 人。

韦贵康教授于 1992 年联合国内外学术界人士在国内注册成立了广西国际手法医学协会，2005 年在美国注册、在新加坡成立世界手法医学联合会，至今一直担任主要负责人，并主持了上述机构在国内外举行的 20 多次国际学术会议。多次应邀到香港、澳门、台湾地区讲学，受邀赴澳大利亚、德国、奥地利、瑞典、日本、俄罗斯、马来西亚、泰国、越南、斯里兰卡、印度尼西亚等 20 多个国家进行讲学与学术交流。韦贵康教授为推动中医药走向世界，促进手法医学与传统疗法在国内与国际间的交流及发展，使更多人受益做出了积极的贡献。

主编简介

陈小刚，男，生于 1957 年，骨伤科国家二级教授，广西名中医，医学硕士。现任职于广西国际壮医医院。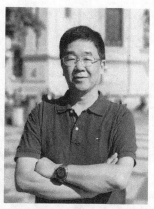

1983 年于广西中医学院（今广西中医药大学）毕业后留校任教，师从著名的中医正骨手法名家、国医大师韦贵康教授，长期从事骨伤科医、教、研工作。2001 年 12 月获中医骨伤科教授职称，2002 年赴美国辛辛那提大学学习，先后在广西中医药大学第二附属医院、广西卫生管理干部学院、广西壮族自治区中医药研究院和广西国际壮医医院工作。

主持国家级和省部级科研课题 15 项，主编《小针刀治疗常见筋伤疾病》《国医大师韦贵康骨伤手法临证经验录》，参与编写《中医骨伤科学》《骨伤科效方集》《中医骨伤科治疗手法图解（汉英对照）》等专著 10 余部，获国家专利 7 项，任《中医正骨》《中国中医骨伤科》《广西中医药》等杂志编委，曾任科技部中医药科技评审专家。

擅长运用中医正骨手法、小针刀治疗骨伤科常见的颈椎病、肩周炎、腰椎间盘突出症、膝骨性关节炎等脊柱与四肢疾病和脊柱相关疾病，用中西医结合方法诊治疑难性骨折、脱位、骨关节畸形、骨肿瘤等。

主编简介

韦坚，男，生于1971年，韦贵康教授之子，执业中医师，博士，1994年毕业于广西中医学院（今广西中医药大学）骨伤专业，曾在广西中医药大学附属瑞康医院骨科从事临床工作，后获骨伤科硕士学位。2005～2010年在德国吉森大学攻读德国神经生物学博士，2011年回国后从事中医执业和创业。现任美国国际医药大学博士生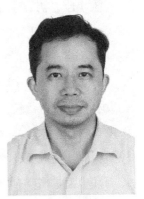导师、世界手法医学联合会常务副主席、香港贵康国际中医药研究院院长。

参与编写出版著作6部，主要参与的项目获省部级科技成果奖3项，主持省级以上课题研究10余项。在国内外发表医学论文20多篇，曾到德国、奥地利、澳大利亚、美国、新加坡、印度尼西亚、阿联酋、越南、斯里兰卡等多个国家进行讲学和学术交流。

掌握中西医两套诊疗技术，手法与中药治疗造诣颇深，擅长诊治脊柱与四肢病损、脊柱相关疾病、股骨头坏死、强直性脊柱炎、痛风、脊髓损伤、儿童脑瘫等骨伤科疑难杂症。

前　言

　　韦贵康，广西宾阳人，毕业于河南洛阳平乐正骨学院，曾担任广西中医学院院长，广西中医药大学终身教授，全国老中医药专家学术经验继承工作指导老师，全国骨伤名师，2017 年获中国第三届"国医大师"荣誉称号。

　　韦贵康教授从医 50 多年，辛勤耕耘、精心治学，形成韦氏手法医学脊柱整治系列手法（简称"韦氏手法"）。该手法以治疗脊柱损伤性疾病及脊柱相关疾病而著称。韦贵康教授身体力行，将该手法技术向世界推广，深为骨伤科同行推崇。

　　本书收集整理韦贵康教授韦氏骨伤手法技术，上编介绍韦氏骨伤手法学术思想、基础理论、基本概念及应用基础；中编详细介绍韦氏常用手法及治疗经验，包括脊柱整治手法、正骨手法和小儿推拿手法；下编深入介绍韦氏疑难病症手法，包括韦氏奇穴奇术、经筋手法、阴阳五行手法等。每章列有手法治疗常见病证的临床应用、操作步骤等。描述准确详尽，图表直观易学，是一本具有鲜明韦氏特色、实用全面、指导性强、不可多得的骨伤手法专业参考书，适于骨伤、整脊、康复、推拿、痛证、保健等方面专业人士及医学师生、医学爱好者研习之用。

　　因编者水平有限，书中难免存在错漏，敬请读者不吝赐教，以便再版时修订完善。

编者

2018 年 5 月 21 日

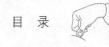

目 录

上编 总论

中编 常用手法及治疗经验

下编 疑难病症手法

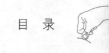

上编　总论

　　韦氏手法是由第三届国医大师、广西中医药大学终身教授韦贵康根据自己多年的临床经验，吸取国内外优秀手法，结合现代解剖学、生理病理学和生物力学理念所创立。该手法以脊柱旋转复位手法为特色，以"三联治法""四大理论"和"五大手法"为代表，适用范围广，尤其对治疗脊柱、四肢软组织损伤及脊柱相关疾病疗效显著。经过 50 多年的传承与研究，韦氏手法形成了较完整的体系，积累了丰富的临床经验并被广为传授。

第一章　韦氏手法学术思想演进历程

第一节　不忘初心，结缘杏林

　　1938 年农历九月初五，韦贵康出生在广西南宁市宾阳县高田乡新阳村。按韦氏家谱"忠保富贵"的取名排序，这一辈的孩子排"贵"字。因为长子贵金 3 岁就患病夭折，身为村里年轻秀才的父亲韦富田希望这个孩子身体健康，故起名"贵康"，小名唤作"酉生"，寓意酉时出生。

　　1958 年 7 月底，韦贵康从宾阳中学高中毕业后，一心想学医的他因家庭经济困难，阴差阳错地选择了就读南宁大学工学院土木工程系。这是他第一次离开小山村来到广西首府。虽然他并不喜欢该专业，但是仍为能在大学校园里学习而感到愉快。然而不到一年，该校因国家经济困难而停止办学。失学后，韦贵康没有意志消沉，而是及时调整心态，1959 年夏季，他再次充满信心地参加高考，最终不负众望，榜上有名。在选择学校与填报专业志愿时，韦贵康牢记"我要学医术，将来当医生"的远大志向，终于如愿以偿地走进广西中医专科学校（广西中医学院的前身，2012 年升格为广西中医药大学），攻读中医学专业。1960 年夏天，韦贵康以过硬的思想品德、优异的学习成绩、扎实的专业基础在众学生中脱颖而出，独具慧眼的樊茂春校长、江一萍教务主任和连新献班主任看在眼里，都十分欣赏他。于是，学校对韦贵康进行严格的考核后，竭力联合推荐，将其保送至河南洛阳平乐正骨学院攻读大学本科中医骨伤科专业。1960～1964 年，大学 4 年间，韦贵康在正骨学院高云峰院长（著名的骨伤科专家，河南第五代祖传技术的平乐郭氏正骨传人，河南正骨学院主要创建者、第一任院长）的言传身教和各位老师的精心指导下，刻苦钻研，忘我学习，成绩总是名列全校前茅。

1964年7月，韦贵康以优异的成绩从大学毕业。凭借在校共产党员和大学生班团支部书记的政治条件、优异的专业成绩以及临床实习经验等，他本可被分配到经济比广西发达的省外一所重点院校担任教师，但是，为了家乡广西医疗教育事业的发展，他毅然选择回到培养过自己的母校——广西中医学院。从此，韦贵康以"白衣天使"的身份走入医院，在临床一线中博极医源，以人民园丁的角色，走上三尺讲台，诲人不倦，实现了他少年时立志"我要学医术，将来当医生"的愿望。

第二节　机缘巧合，专攻脊柱

1965年冬天，刚参加工作一年多，韦贵康就被学院当作重点培养的优秀人才，推荐到天津人民医院（现为天津骨伤科医院）进修骨科，并得以跟随著名骨伤科专家、"中国中西医结合创伤之父"尚天裕教授以及周映清教授、姚树源教授等专家学习。经过半年的学习，韦贵康快速地掌握了运用中西医结合小夹板治疗骨折的新疗法，且效果显著，受到了尚天裕教授等专家的一致好评。

1966年夏天，韦贵康圆满完成了进修学习任务，按期返回南宁。他随即主持开办了广西"第一期中西医结合小夹板治疗骨折培训班"。该期学习班的学员后来均成为广西推广运用中西医结合小夹板治疗骨折的技术骨干和学术带头人，韦贵康也因此被称为"广西传授中西医结合小夹板治疗骨折新疗法的第一位医生"。

1975年10月，韦贵康参加了卫生部举办的"第二届全国中西医结合治疗骨关节损伤学习班",学习掌握并推广运用著名医疗专家冯天有医师的"新医正骨疗法"。冯天有医生是中国软组织损伤临床研究的开拓者之一,原来主要从事西医工作。一次偶然的机会,冯天有跟北京郊区一位姓罗的民间医生学习祖传中医的秘方和妙法,之后他运用椎体间力平衡的技巧,结合罗大夫的祖传正骨技术,创造了"新医正骨疗法",该手法是运用双手就地诊断治疗,具有时间短、痛苦少、疗效好等许多优点。冯天有也被称为"中华神手"之一。培训期间,韦贵康将"新医正骨疗法"和广西民间著名骨伤科专家梁锡恩的临床经验结合起来,比较分析研究,运用到临床,疗效明显。一天,韦贵康在中国民航门诊进修实习,一位患有颈痛且伴有高血压的患者顾师傅前来求医,韦贵康胆大心细地给他做了旋转复位手法治疗,将这位患者的颈椎疼痛和高血压神奇治愈。至此拉开了他研究"脊柱相关疾病"的序幕。

第三节 秉持信念,刻苦钻研

专注是一种态度,他用兢兢业业的工作证明每一份成果都凝聚心血;热爱是一种情怀,他用坚毅淡泊的意念展现每一份荣誉都由汗水凝结。

早年韦贵康就曾在广西骨伤名家梁锡恩医师的悉心指导下潜心探求中医与西医结合治疗的精髓,研读古籍古方。加之在中国民航门诊进修实习时积累的治疗经验,韦贵康从北京回到南宁后,在临床为患者治疗疾病的日子里,又治愈了数十例患有血压异常的颈椎病人,后认真查阅了大量国内外的医学技术资料,未发现有类似医疗记载。他在惊喜中敏锐地意识到,这可能是医疗领域里的一个新发现。于是,韦贵康召集了同事陈忠和、贺俊民两位医生,一起开展了以此为医学技术的研究课题，并做了初步的临床总结报告，同时把相应的病证命名为"颈椎性血压异常"，该课题于 1978 年被列入广西重点科学技术研究项目。从此，韦贵康和同事们倾注心血，废寝忘食、殚精竭虑地攻克影响人体健康的疑难顽症——颈椎性血压异常。他们经过多年的临床观察，对上千例伴有高血压异常的颈椎病进行系统研究分析，终于发现一部分病人的血压异常是由颈椎错位压迫神经血管造成的。至此，他们对这一顽症的充分认识，为临床诊治工作开拓了新思路，取得了手法医学的新突破。

1980 年，为能在医术上做到融会中西，韦贵康到上海市新华医院进修一年，进修期间，虚心向胡清潭、姜为民、苏国礼等专家请教学习，并阅读大量书刊，不断寻求手法医学发展的突破口，探索边缘科学。为将自己所学尽可能运用到临床中，韦贵康曾先后专程到上海瑞金医院、上海市第六人民医院、上海市第九人民医院等医疗单位参观学习，收获颇丰。回到广西后，来医院治疗颈椎病、腰椎病的患者，纷纷请求韦贵康医师用旋转复位手法为他们治疗。由于疗效显著，慕名而来的患者不断增加，韦贵康将进修期间大量的临床病例进行系统观察、分析，不断提炼、总结，形成了《骨伤疾病 1000 个为什么》的总体构思，并撰写了近 10 万字的初稿。黄宪廷、黄宁贵、周宾宾 3 位同行参与编著，著名骨伤科老专家胡清潭、苏国礼参与审校。这部 30 多万字的科技书籍，经过几年的补充修改，于 1988 年由广西民族出版社出版。出版后，被部分高等院校骨伤科专业（包括本专科、硕士博士研究生）定为选读图书或参考书，并多次再版重印。

1983 年，课题"手法治疗颈椎性血压异常的研究"通过了省级技术鉴定，荣获广西科学技术成果奖。又经过 8 年艰辛的奋战，科研项目"旋转复位手法与治疗颈椎性血压异常疗效研究"于1991年获国家中医药管理局颁发的中国中医药科学技术进步奖三等奖。不久，这些科技成果被推广到全国各地，包括香港、澳门等地区，以及新加坡、泰国、日本、澳大利亚等国家。

第四节　夯实基础，砥砺前行

新生事物的出现，总会受到人们的关注和质疑。韦贵康研究手法治疗脊柱相关疾病时，在国内外同行中，同样也曾引起强烈的反响和激烈的争论，有人褒扬，也有人提出一连串的疑问，还有人干脆摇头否定，斥之冒险，更有甚者蓄意贬低其科研价值。对来自各方的评议和褒贬，韦贵康总是沉着冷静地思考和对待。韦贵康认为科学本身就是不断建立和反复论证，再推翻再建立再论证的过程，这个过程需要严谨的态度和求实的精神，需要时间的检验，既不能故步自封或墨守成规，又不能急于求成，而是必须牢固基础，在实践中验证。因此他毫不气馁，坚持与同事们充满信心和希望地投入到这项艰巨而光荣的医技攻关事业中，倾注大量的心血，将人体200多块骨头及与之相关的疾病研究透彻。他们在中医学的基础上，以现代解剖学为依据，用现代生物手段对脊柱相关疾病手法治疗的机理进行探究，通过对猴子和兔子等的动物实验数据，加之长年累月的临床病例诊断、症状及疗效经验研究，充分有力地阐明了部分脊柱相关疾病的发病机制。

为了"人体中枢的健康"，韦贵康和同事们呕心沥血、与时俱进，渡过了脊柱相关疾病研究中遇到的层层难关，一批凝聚着他们的智慧和心血、从感性认识升华为理性认识的科技（学术）论文陆续在国内杂志或报纸发表，有的甚至形成著作在出版社出版。其中，学术论文有《以手法为主治疗脊柱软组织损伤伴排尿紊乱》《手法治疗产后损伤性腰腿痛 31 例报告》《手法治疗颅脑损伤并颈椎损伤后综合征 16 例》等。教学上亦硕果累累，如与陈小刚、黄有荣等人合作的"脊柱损伤性疾病整治手法研究和教学实践"荣获广西教学成果奖二等奖，"脊柱损伤性疾病科研成果在教学上推广与意义"荣获广西教学成果奖三等奖，"脊柱生理曲度内在联系及其变化与颈肩腰前痛关系临床研究"荣获广西科学技术进步奖三等奖。科研成果频频而出，与他人合作的科技项目"脊柱损伤性疾病与骨伤手法治疗研究"亦荣获广西科学技术进步奖二等奖。多部专著随之出版，《软组织损伤与脊柱相关疾病》《手法医学与传统疗法研究新进展》《骨伤科临床诊疗法丛书》等，先后分别由广西科学技术出版社、广西民族出版社、中国中医药出版社出版发行。

后来，有同行将韦贵康的整脊手法、香港名医林树芬大夫的骨盆整体整复手法、广西中医学院第一附属医院推拿专家徐光耀教授的特技推拿法，作为一个互补体系，被称为"韦林徐三联手法"。

第二章 韦氏手法基础理论

韦氏手法在继承中医各家学说的基础上，结合现代解剖学知识，将脊柱相关疾病的主要病因归纳为：脊柱劳损，筋脉受损而致气血瘀滞，筋骨失养，脏腑失衡。因此形成了具有韦氏手法特色的脊督一体论、六不通论、姿势失衡致病论、顺生理反病理论四大理论。

第一节 脊督一体论

韦贵康提出，脊柱和督脉为一个整体，督脉为阳脉之海，脊柱亦是人体阳气汇聚之处，脊柱与脏腑之间犹如阴阳，对立统一，互通互用，功能上二者相互协调，病理上则相互影响。

脊柱相关疾病的病因与其特殊的生理解剖结构有关。从解剖角度看，脊柱是人体的中轴、主要平衡机构，身体任何一部位的负重、外力的冲击及压迫终会传导至脊柱，与此同时身体各部位所发出的动作，都需要其适当协调，方能稳固。中医学认为，脊柱是督脉，脊柱两侧为膀胱经的循行通道；当代医学认为，脊柱周围附着有相应的脊神经和交感神经，影响和调节着身体各脏器的生理功能。韦贵康教授认为，督脉循行的位置与脊神经的循行位置类似，两者发挥的功能亦相似。他将传统中医与现代医学相结合，认为督脉、膀胱经的相关穴位与脊柱相关脏腑疾病有着密切联系。

第二节 六不通论

韦贵康根据中医"不通则痛"的理论，经过大量的临床病案积累总结发现，脊柱力的平衡失调是造成脊柱小关节紊乱、脊柱失稳、肌肉等软组织痉挛、神经血管受到卡压继而引起脊柱相关脏器功能紊乱的主要原因。脊柱相关关节紊乱、脊柱失稳、肌肉等软组织痉挛可使人体气血循环不畅，经络不通；而气血循环不畅，又会引起相应脏腑亏虚、功能失调。

脊柱相关疾病属于中医"痹证"的范畴，韦贵康将其病理总结成"六不通"理论，即不正不通、不顺不通、不松不通、不动不通、不调不通、不荣不通。

一、不正不通

中医病机认为，督柱不正，筋脉不顺，气血运行不畅，气滞血瘀，脏腑失却濡养，功能失常，则可引发疾病。临床上引发脊柱失稳的病因有多种，脊柱失稳后其关节稳定程度随之降低，容易发生相关的椎体滑脱、脊柱小关节紊乱，造成椎体、关节周围的血管、神经及组织病变，从而引起一系列的内脏疾病。

二、不顺不通

中医病机认为，督柱周围筋膜挛缩，经络阻滞，气血运行不畅，气血失和，经脉不通，引起脏腑功能紊乱。由于脊柱失稳，导致周围的组织痉挛、关节紊乱、椎体滑脱、椎间盘结构改变等，进而牵拉、压迫相关的神经血管，引起脊柱相关的脏器神经功能紊乱，引发疾病。

三、不松不通

中医病机认为，粘连、纤维组织增生、组织变性和挛缩都可以引起筋脉拘急，脉道气血运行不畅，导致气滞血瘀，督柱及脏腑组织失却濡养，功能失调而引发脊柱相关疾病。由于脊柱旁的软组织损伤、伤侧椎旁出现痉挛，影响到周围关节、韧带等发生无菌性炎症、充血、水肿，甚至发展成为纤维样变；这些软组织最终粘连形成疤痕，使得脊柱的力平衡被打破，引发疾病。

四、不动不通

中医病机认为，督柱积累性损伤，局部经脉气血瘀滞不通，气血失和，经脉不通，日久血瘀痰聚，累及肝肾、督脉，也可引发脊柱相关疾病。脊柱周围软组织损伤，则引起骨骼肌、筋膜、韧带、关节囊、脂肪等在骨骼的附着处的疼痛，而疼痛又可引起相关肌肉软组织反射性收缩、痉挛；为减少损伤处的疼痛刺激，人体自身会减少或限制活动；肌肉软组织的痉挛则破坏身体的力学平衡，使得脊柱失稳，从而引发疾病。

五、不调不通

中医病机认为，人体气、血、津液和脏腑功能失调是本病发病的根本，彼此相互影响。气血不调，则脏腑活动失常；脏腑不调，则气、血、津液化生不足，脑髓和骨髓失却濡养，脉管空虚，气血运行无力，气血阻滞不通；血脉壅滞不通，肌肉、筋膜、软骨、关节、骨髓失却营养，最易引发脊柱相关疾病。周围肌肉等软组织痉挛，脊柱力平衡被打破，相关神经、血管、组织的功能受阻，血液循环不畅，则可引发疾病。

六、不荣不通

中医病机认为，筋骨皮肉需要营卫气血濡养方可抵御外邪，发挥正常生理功能。气血不足，腠理空虚，皮肤不荣，是肺不宣的征象，会导致脏腑经络功能紊乱，出现脊柱相关疾病。由于脊柱正常解剖结构改变，脊柱失稳，引发脊柱关节紊乱、周围肌肉软组织痉挛，神经血管受压，营养受限，导致功能受限，最终引发疾病。

第三节　姿势失衡论

脊柱相关疾病的诱因有多种，其中不良的生活方式和工作体态是诱发脊柱相关疾病最主要的原因，同时暴力外伤、慢性劳损、环境污染、心理因素也可诱发本病。

韦贵康在日常诊疗中，将患者姿势的评估分析作为第一要务。姿势是人的身体在自然状态下呈现出的样子。人体正确的姿势指依据现代解剖学与人体生物力学，符合人体骨骼与软组织的生理要求，有利于人体健康的架势。脊柱是姿势调控中心，脊柱平衡是良好姿势的基础，是生命的支柱，脊柱失衡是百病之源。姿势决定健康，但正确的姿势尚未引起人们足够的重视，许多头晕、头痛、血压异常、心律失常、失眠、胸闷、胃脘痛等疾病都与患者脊椎姿势不良有关。

第四节　顺生理反病理论

韦贵康对疾病的治疗常采用"顺其生理，反其病理"的方法。顺生理，是指治疗时手法作用的位置、推按的走向应顺应人体正常的解剖结构，在安全的活动范围内进行相应手法操作。反病理，是指治疗的方式与疾病的病因病机相反，即手法作用的位置、推按的方向与其病理相反。

第三章 基本概念及应用基础

　　韦氏手法主要用于软组织损伤与脊柱相关疾病的诊治，这类疾病与人体的解剖结构、肌肉、神经、血管联系紧密。在进行手法诊治之前，必须对软组织损伤和脊柱相关疾病的概念以及相关解剖应用有详细充分的了解。

第一节 软组织损伤与脊柱相关疾病概念

一、软组织损伤

（一）软组织损伤的介绍

　　软组织的范围一般包括肌肉、肌腱、腱鞘、筋膜、韧带、神经、血管、关节囊、软骨、椎间盘、脊髓等。

　　软组织损伤多发生于肌肉、肌腱、韧带、关节、脊神经、椎间盘等。慢性劳损者多在身体退变的基础上，因日常不协调外力作用所致，或者由于持久、过度、多次体位不当的用力而逐渐形成，可出现痉挛、萎缩、炎症、粘连、机化以及关节松弛或僵硬、错位等病理变化，多发生于肌肉、腱鞘、关节、筋膜、自主神经、脊髓等。风寒湿侵袭致伤者多由久卧湿地、汗出当风等致血流缓慢、代谢产物堆积而刺激软组织致伤，多见于肌肉、深筋膜、皮神经、关节、滑膜等。

　　软组织损伤的病灶，虽然多在局部，但是它的临床表现除局部症状外，还可伴发全身症状，特别是脊柱的软组织损伤，常伴有神经与内脏器官的功能紊乱，出现复杂的临床症状。

（二）历代中医对软组织损伤的论述

中国古代医学对软组织损伤疾病（主要是指筋、骨缝损伤）的认识，渊源甚远。公元前 13 世纪的甲骨文卜辞就有手病、臂病、关节病、足病、趾病等的记载。到了周代（公元前 1066 年至公元前 256 年），《周礼·卷九》把医生分为食医、疾医、疡医、兽医四类，其中疡医泛指外科医生，主要治疗外伤疾病，并认为"凡疗疡……以酸养骨，以辛养筋，以咸养脉，以苦养气，以甘养肉，以滑养窍"，提出了包括软组织损伤在内的用药原则。

春秋战国时期（公元前 770 年至公元前 221 年）我国出现了最早的一部医学经典著作《黄帝内经》，该书围绕解剖、生理、病理、诊断、治疗等对软组织损伤做了论述。《素问·五脏生成篇》载，"诸筋者，皆属于节"，指出筋统属关节。《灵枢·经脉》指出，"骨为干，脉为营，筋为刚，肉为墙，皮肤坚而毛发生"，即骨如树干支架，脉为气血的营合处，筋者刚劲有力，肉者像墙壁一样有卫护作用。《素问·宣明五气》曰："五劳所伤：久视伤血，久卧伤气，久坐伤肉，久立伤骨，久行伤筋，是谓五劳所伤。"《素问·阴阳应象大论》云，"地之湿气，感则害人皮肉筋脉"，指出了软组织损伤或受外邪后的病理变化，外有所伤，内有所损。《灵枢·经脉》的"不可以顾，肩似拔，臑似折……颈、颔、肩、臑、肘、臂外后廉痛"，以及对"臂厥"病状的描述，与现代医学颈椎病的症状表现很相似。《灵枢·病传》云，"或有导引、行气、乔摩、灸、熨、刺、焫、饮药之一者，可独守耶"，指出治疗上有练功、按摩、针灸、药物等方法。总之，《黄帝内经》中有关软组织损伤的论述为后世医家对软组织的病因、病理、诊断、治疗的研究奠定了理论基础。

汉代（公元前 206 年至公元 220 年）是中国医学发展的兴旺时期。历史上著名外科医师华佗不但擅长外伤科手术，而且还创造了"五禽戏"与"捏脊疗法"。这是软组织的功能疗法与按摩疗法，由于疗效显著，一直为后世医家沿用。

隋代《诸病源候论》、唐代《备急千金要方》对软组织损伤疾病都有记载。特别是唐代《理伤续断方》是我国第一本伤科学专著，其中也较详细地论述了软组织损伤疾病的内容，如"手足久损，筋骨差爻，举动不能，损后伤风湿，肢节拳缩，遂成偏废，劳伤筋骨，肩背疼痛，四肢疲乏，动用无力""或劳役所损，肩背四肢疼痛，损后中风，手足痿痹，不能举动，筋骨乖张，拳缩不伸"，指出损伤后反复疼痛是因瘀邪未尽、复感风寒湿邪形成痹症所致。

到了明代（1368～1644 年）中国医学的发展又前进了一大步。《正体类要》对外科创伤的描述更加详细，该书指出"肢体损于外，则气血伤于内，营卫有所不贯，脏腑由之不和"，阐明了伤科疾病局部与整体的辨证关系。

清代（1644～1911 年）的《医宗金鉴·正骨心法要旨》系统地总结了清代以前的伤科经验，记录了极为丰富的伤科理论和实践经验，如对手法治疗腰腿痛等伤筋疾病的治疗，特别对损伤后的病理变化做了较系统的阐述，如"夫皮不破而内损者，多有瘀血""损伤之证，肿痛者乃瘀滞凝结作痛也""筋伤之后又有……弛纵卷挛翻转"，指出了软组织损伤后可有瘀血、松弛、扭曲、拳缩、关节错位等表现。又云，"按其经络，以通郁闭之气，摩其壅聚，以散郁结之肿"，指出了按摩手法有行气血、散瘀结之作用。

（三）中医对软组织损伤的认识

由此可见，中国医学对软组织损伤疾病的认识是从长期的临床实践中总结积累而来的。软组织的主要生理功能是维持活动与护卫其他重要的器官和组织；致病因素包括外伤、劳损、感受风寒湿邪；病理变化包括瘀血、错位、扭结、挛缩、寒湿内结、虚损等方面；主要临床表现是局部疼痛（或麻木）、肿胀，功能受限，严重者由外及里影响脏腑而出现一系列复杂的临床症状；治疗方法有手法、药物、练功、针灸等。总之中国医学对软组织损伤的认识，是有一套较完整的理论体系与丰富的临床经验的，目前对临床指导依然有实用价值。

还应该特别指出的是，中国医学对软组织损伤的认识是强调从整体出发。人体是由皮肉、筋骨、经络、脏腑、气血、精津所构成。肺主皮毛，脾主肌肉，肝主筋，肾主骨，心主血脉。各组织的生理功能以及脏腑的表里关系，构成了人体复杂的生命活动，它们之间相互平衡，互相依存，互相制约，不论在生理活动还是病理变化上都有着不可分割的关系。所有损伤，不管是急性外伤或慢性劳损，除组织本身受损外，也可引起局部气血阻滞。轻者局部反应，如疼痛、肿痛、功能障碍等；重者通过经络影响脏腑的功能而出现复杂的临床症状。如脊柱是督脉之通道，督脉之功能是总督一身之阳，脊柱软组织损伤不但出现局部反应，而且通过督脉影响诸阳经，由于经络在全身的联系作用也可影响诸阴经，进而影响脏腑。如颈部软组织损伤也可出现头晕、头痛、耳鸣、眼胀眼蒙等症；背部软组织损伤也可出现心悸、胃胀等症；腰骶部软组织损伤也可出现尿频、尿急、便秘、月经不调等症。

祖国医学在长期临床实践中，逐步形成了一套独特的辨证治疗方法，同样适用于软组织损伤。软组织损伤的治疗手段是以消除这些病理变化为目标，局部病理变化消除了，不但可以使局部症状消除，而且还可以使局部经络疏通，气血通利，脏腑功能调和，故全身症状也就消除。治疗方法有内治与外治两大类。内治法是通过内服药物达到全身性治疗，可按辨证施治原则进行。外治法是指局部治疗，在软组织损伤中占有相当重要的地位。外治方法很多，常用的有药物治疗法、理筋手法、夹缚固定、练功、针灸、拔火罐、磁疗等，应根据伤疾情况，辨证选择使用。

二、脊柱相关疾病

脊柱相关疾病是指由于脊柱力平衡失调或其周围软组织出现炎症引起其他系统出现病症的疾病，是就脊柱软组织损伤并发脊柱以外的有关系统的病症而言，涉及之病症有 100 多种。近年来，国内外对本病的研究报道逐渐增多。随着医学科学的发展，医学分科越来越细，对疾病的认识无疑越来越深刻，治疗疾病的办法越来越多，疗效越来越精准。但由于医学分科过细，除一些明确为本学科的病症之外，尚有一些介于两科或多科之间的病症容易被忽视或造成误诊。脊柱相关疾病的临床表现，有些既与内科、神经科等病症有相似之处，也有脊柱损伤之特点。因此，此类病症的研究，属边缘学科的范畴。

中医对脊柱相关疾病的认识，历史悠久。2000 多年前的《内经》记载臂厥、眩晕，这与后世医书记载的心悸、血痹、筋痹、骨痹等与脊柱相关疾病有相似之处。其发病机理是脊柱乃督脉之通路，统督一身之阳，督脉不通而为患。

由于脊柱周围软组织损伤、炎症、关节错位、退行性病变等因素，刺激或压迫了脊神经、自主神经而出现的一系列骨与关节、神经血管、内脏器官等病症，这些病症的发生发展，与脊柱病理变化密切相关，排除这些组织器官本身的病变，一般归类于脊柱相关疾病。

《灵枢·本脏》曰："视其外应，以知其内脏，则知所病矣。"华佗夹脊理论就明确指出，五脏六腑的病变为通过经络传输于脊柱两侧的腧穴上，在这些特定的穴位上施以针灸、按摩、用药，就能对五脏六腑病变进行诊断和治疗。经络学说中的督脉和足太阳膀胱经均循行于脊柱两侧。历代医家认为，督脉为"阳脉之海"，总督一身之阳气。足太阳膀胱经中五脏六腑均有腧穴走行于背部，《真气运行论》里庄周说："缘督以为治，缘督以为经，可以保身，可以全生，可以延年……"这里所说的督脉"总督一身之阳气"，而阴阳互根，相为表里，阳生阴才能长。故全身十二经脉，都是缘督脉而发源的，所以说督脉是十二经的根本。因而背部的督脉线可作为治疗疾病的中枢治疗线。

《难经正义》曰："五脏之俞皆在背，肺俞在第三椎下，心俞在第五椎下，肝俞在第九椎下，脾俞在第十一椎下，肾俞在十四椎下，又有膈俞者，在七椎下，皆夹脊两旁，各同身寸之一寸五分，总属足太阳经也。"又注曰："胃俞在十二椎间，大肠俞在十六椎间，小肠俞在十八椎之间，胆俞在十椎之间，膀胱俞在十九椎之间，三焦俞在十三椎之间。又有心包俞在四椎之间，亦俱夹脊两旁，各同身寸之一寸五分，总属足太阳经也。"因此祖国医学中许多治疗内脏疾病的疗法都是在背部进行。其实这就是最早脊柱相关疾病的诊断与治疗。

在脊柱相关疾病的病因病理方面，有椎管内外无菌性炎症学说和脊柱内外平衡失调学说。由于脊柱在软组织损伤、关节错位、无菌性炎症、退变、情志等内外因素的作用下，引发脊柱骨关节、软组织本身病变，还在相关区域出现神经血管脏器症状，导致了脊柱相关疾病产生。

例如，颈椎病变发生率之高，与颈椎所处位置的周围神经血管分布复杂相关，出现病症复杂多变。颈椎病可出现颈痛手麻、眩晕耳鸣、心慌心悸、汗出异常、血压变化、偏头痛、瘫痪等内分泌系统、神经系统及循环系统病症。胸椎病变可致胸闷气喘、胸腹疼痛、恶心呃逆等呼吸系统、循环系统、消化系统的相关症候群。腰椎病变除最常见的腰椎间盘突出症、腰三横突综合征、腰肌劳损外，还会出现泌尿系统疾病、肠道疾病及生殖系统疾病。骨盆及骶尾椎位于脊柱下段，当骶髂关节错位、耻骨联合分离等，可造成局部供血障碍，副交感神经低级中枢兴奋性降低，引起盆腔病变及男女生殖系统疾病。

第二节　脊柱解剖应用

一、脊柱的形态与结构

脊柱是一个有弹性的、可以伸屈和侧曲及左右旋转的骨与软组织的综合性结构。脊柱的作用是支持体重，保护脊髓及神经根，参与胸、腹腔及骨盆的形成，并保护胸、腹腔、盆腔内的器官，同时也是一些骨骼肌的附着处，脊柱上面承接头颅，下以骶骨与髋骨相衔接。

脊柱构成人体的中轴。其上部长，好似支架，悬挂着胸壁和腹壁；其下部短，比较固定，骶椎与尾椎构成骨盆环一部分。脊柱有

4个生理曲度，其中胸曲与骶曲为先天形成，向后凸；颈曲与腰曲为后天形成，向前凸。脊柱由 26 块椎骨及相应的椎间盘、关节、韧带相连构成，其中颈椎 7 个、胸椎 12 个、腰椎 5 个、骶椎 1 块（由 5 个骶椎骨融合而成）、尾骨 1 块（由 4 个尾椎骨融合而成）。（见图 1-1）

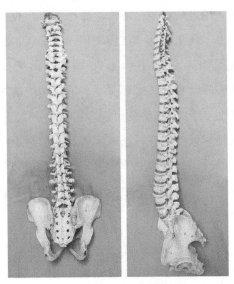

图 1-1　脊柱

脊柱的前面由椎体堆积而成，后面由椎骨的椎弓、椎板、横突及棘突组成。前后两面借韧带进行连接。脊柱的连结为椎间盘与小关节，根据其功能的不同，椎间连结也有差异。如颈椎连结 5 个点，即颈椎间盘 1 个点、关节突关节 2 个点、钩椎关节 2 个点；胸椎连结 7 个点，即胸椎间盘 1 个点、关节突关节 2 个点、肋椎关节 2 个点、肋横关节 2 个点；腰椎连结 3 个点，即腰椎间盘 1 个点、关节突关节 2 个点。脊柱的椎管内除有脊髓外，还有脊神经、自主神经、动静脉等。其前面有胸腹脏器，上端为脑，下端是泌尿生殖器官和肛门。这些结构特点，决定了脊柱对周围组织的生理与病理都构成影响。

（一）颈椎

1. 颈椎的一般形态

颈椎由7块椎骨组成，又可分为1个椎体、1个椎弓及7个突起（棘突1个、横突2个、关节突4个）。有椎体，但较小，呈横椭圆形。前面较隆突，上下缘有前纵韧带附着；后面较平坦，上下缘有后纵韧带附着，前、后纵韧带均与椎间盘相连。椎弓与椎体相连的椎弓根较细，椎体与椎弓共同围成椎孔，所有椎骨的椎孔相互连结起来，形成椎管，椎管是容纳脊髓的管道。

2. 颈椎的结构特征

（1）颈椎共同的结构特征是有棘突分叉，横突有孔，有钩突及钩椎关节，椎体的横径大于前后径。

①棘突分叉：除第一颈椎无棘突及第7颈椎棘突特长而又不分叉外，其余第2至第6颈椎的棘突均有分叉，便于韧带和肌肉附着。

②横突与横突孔：颈椎的横突较细小，且较短而宽，为椎体的 $1/5\sim1/4$，这是因为颈部的肌肉不发达，有利于颈椎的灵活运动。除第7颈椎外，从第1至第6颈椎的横突均有一个卵圆形的孔，称横突孔，孔内有椎动脉、静脉及颈交感神经丛通过。横突的上面有一深沟，称脊神经沟，有颈脊神经跨越。

③钩突及钩椎关节：除第1、第2颈椎外，其余第3至第7颈椎基本相似。从正面观，椎体上面呈左右方向（额状位）的凹陷，中央较低而两侧隆起（自椎体前外侧交界处向后上方有陡然的突

21

起），并沿着椎体侧后方弧形延伸达椎体后缘中、外 1/3 交界处变平，因其形似钩状，故名钩突。而椎体下面却呈额状位方向的隆突，且在前后方向处稍凹，观之成马鞍状，而椎体的两侧呈斜坡状，因此，上位椎体的两侧下方斜坡与下位椎体上面两侧的钩突相互咬合，成为侧方关节，称钩椎关节〔又称椎体半关节、卢氏关节（Luschka's）、神经号椎体关节〕。该关节是滑膜关节，关节表面有一层薄薄的软骨覆盖，关节周缘亦有关节囊附着，在关节的后外侧囊外有冠状韧带（或称钩椎韧带）；关节腔狭小，腔内亦有少量滑液。钩椎关节的形成，从左右方向增强了颈椎的稳定性，防止椎间盘从侧方脱出，因钩椎关节内侧面正是椎间盘附着处，在钩椎关节的外侧为颈长肌，外侧前方有椎动脉及椎静脉，再前方偏内为较坚韧而强大的前纵韧带，而后内缘为坚厚的后纵韧带，这些结构对钩椎关节的稳定起到了积极的作用。当椎间盘退化变薄时，钩椎关节间隙变窄，上下椎体缘往往发生触撞或磨损，易发生骨质增生，导致椎间孔缩小，压迫神经根而出现相应的症状。钩椎关节的关节囊菲薄，易因劳损或外伤而松弛，形成创伤性炎性反应，从而刺激或压迫脊神经根或椎动脉，出现相应的症状。

④关节突及其关节：关节突为颈椎椎体后方的突起，上下各 1 对，均发自椎弓根与椎板的连接处。这些关节突的关节面平滑并呈椭圆形，上位椎骨的后下稍外缘的关节突（称下关节突，走向前下方）与下位椎骨后上稍外缘的关节突（称上关节突，走向后上方），相邻颈椎的上下关节突相互咬合形成关节突关节（因在椎体的后面，所以又称后关节）。该关节面近似水平位，此位置有利于颈椎做前屈及后伸或左右旋转运动，但不够稳定。当颈椎受到斜形或横形的暴力时，易发生错位或致关节囊松弛，但较少发生骨折。

⑤椎孔：颈椎椎管以单个颈椎来说，椎体与椎弓围成的孔，叫椎孔。它呈三角形，其左右径大而前后径小，二者之比为1.5～2.1，内有脊髓通过。将颈椎的椎孔连在一起，就形成了颈椎椎管，其自上而下由大逐渐变小。

临床上所说的颈椎椎管狭窄综合征，就是指颈椎的某一小部分椎管的前后径缩小引起的症候群。颈椎椎管的前后径越小，越易发生颈椎病。通常以椎管前后径和椎体前后径的比值<0.8～0.9提示椎管狭窄。

⑥椎间孔：由相邻的椎间切迹构成，呈骨性管道，故又称椎间管。其前内壁为钩突的后面、椎间盘、椎体下部；后外壁为椎间关节的内侧部（关节突的一部分），在50°斜位片下，椎间孔呈不规则椭圆形，纵径与横径之比为2：1。椎间孔底部有颈神经根通过，其余为血管、淋巴管、脂肪组织所占据，神经根与椎间孔之比为1：2～1：8。故颈椎病患者，由于椎间盘退行性变，椎间关节与钩椎关节骨质增生，椎间孔可狭窄并变形，神经根易受压迫、刺激，造成神经根水肿、变性等改变，出现神经根受压现象，形成临床症状，即所谓神经根型的颈椎病。

(2) 在7个颈椎中，寰椎、枢椎和第7颈椎各具特点。

①第1颈椎：位于脊柱的最上端，与头颅枕骨的枕骨髁相连。第1颈椎无椎体，亦无棘突，形似环状，故又名寰椎，此形态有利于头部做环旋运动。它由前弓、后弓和左右两个侧块连结组成。前弓较短，它的正中后内面有一凹形的关节面，与第2颈椎的齿状突形成环齿关节。前弓的前面有一小隆凸，称前结节，为颈长肌的附着处，前弓的上下缘为环枕前膜及前纵韧带附着。后弓较长也较大，其后方上部有后结节，为棘突的遗迹，是项韧带、头后小肌的

附着处，并可以防止颈部过度后伸。侧块的上方呈椭圆形凹状，与枕骨的枕骨髁构成环枕关节；侧块的下方为圆形，与第2颈椎构成寰枢关节（见图1-2）。侧块的内侧面有一粗糙的结节，为寰椎横韧带附着。此韧带将椎孔分为两部分，前部容纳第2颈椎的齿状突，后部容纳脊髓。寰椎的横突上下扁平且较宽大而长，是寰椎旋转运动的支点，末端较肥厚而粗糙，而且不分叉，为肌肉及韧带的附着处，横突孔亦较大。

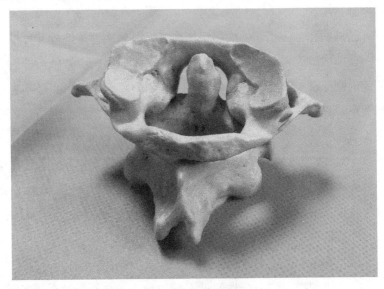

图1-2 寰枢椎

②第2颈椎：椎体较其他颈椎小，椎体的上方有一齿状隆起，称齿状突，长约1.5 cm，根部略窄，可因暴力而发生骨折。当头部做旋转运动时，其中轴均以齿状突作枢纽，故第2颈椎又称枢椎。棘突长而粗大，末端又明显分叉，故X射线检查常以之作为标志。横突较小而下垂，便于头颅向左、右活动；横突孔斜向外上方。齿

状突前面与第一颈椎前弓的距离成年人约为3 mm，称环齿前间隙。

③第7颈椎：棘突长而不分叉，末端呈大结节状，在颈部隆起突出，故又称隆椎，是识别椎骨序数的骨性标志。横突粗大而无孔。第3至第7颈椎有椎体、横突、棘突等与胸椎和腰椎类似的结构。（见图1-3）

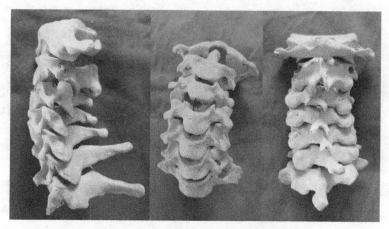

图1-3 颈椎（侧面、前面、后面观）

（3）颈椎的相邻两椎体的连结是通过椎间盘来相连的，而第1和第2颈椎是无椎间盘的，故7个颈椎只有5个椎间盘，椎间盘的总高度为颈椎椎体总高度的1/5～1/4。椎间盘的结构由髓核、纤维环、软骨板所构成。

①髓核：位于椎间盘的中部稍靠前，为胶状物质，主要由类黏蛋白组成。在类黏蛋白中，含有一种黏多糖，它有自外部吸收液体的能力，液体可自椎体的松质骨经软骨板向内渗透；还含有一些软骨细胞、成纤维细胞的网状纤维结构；含水分较多，特别是青年人，水分占80%～85%，随着年龄的增长，水分逐渐减少，髓核组

织被纤维软骨所代替，水分在负重情况下可逸出。当负重解除时，水分又渗透入之，补充回原来的状态，而老年人因为逸出与渗入失调，造成椎间盘发生形态的改变。髓核柔软而富有弹性，又可变形，因而髓核既能承受压力，又有缓冲作用，从而可减轻压力对脑、脊髓的震荡，又利于向各方做运动，向四周均匀地传递压力，有吸收震荡之作用。

②纤维环：由环状纤维与环状软骨所构成。它是呈向心性排列的多层板状结构，切面似切洋葱样，它附着于上、下椎体边缘的骨质及韧带上。纤维环的外 1/3 主要是纤维，内 2/3 主要是纤维软骨。纤维环坚韧而富有弹性，又有扩张作用，适于负重，能使椎体之间有一定的活动余地。

③软骨板：构成椎间盘的上壁和下壁（即顶和底），与椎体的松质骨紧密相连，其边缘的环状纤维固定在椎体的骺环上。纤维环与软骨板牢固地结合在一起，质较硬而韧，并将胶状的髓核密封在其中。

颈部椎间盘的纤维，前部厚而后部薄，前部又有宽而厚的前纵韧带相连，故颈部椎间盘的髓核不易向前面脱出；而后部的后纵韧带则较窄而薄，长期低头前屈，可使后纵韧带松弛无力，故颈椎椎间盘的髓核易向后方脱出。

颈部椎间盘一般不易发生脱出，但易出现慢性萎缩，导致椎间隙变窄，椎体后缘发生骨质增生，可压迫脊髓或神经根，由于此种病变为组织变性而不是炎性变化，因此称为颈椎病。

④椎间盘的血液供应。在胎儿和幼儿时期，椎间盘的血液主要来自背内侧椎动脉的轴向椎间盘动脉，邻近脊索；在椎间盘发育过程中，有背侧、腹侧和轴向椎间盘动脉供应，并在透明软骨区内互

相吻合，但并不进入髓核内。成年后，血管发生变性，逐渐退化或纤维化，血管管腔闭塞，椎间盘无血管进入供应血液，仅靠渗透来进行新陈代谢。由于胚胎时期软骨中有血管通路，出生后，此通路不闭塞而仍存在，则髓核有可能经此通路而突入椎体的松质骨内，形成施莫尔结节（Schmorl nodules），在 X 射线片上可看到。由于髓核无直接血液供应，椎间盘容易发生脱水是变形的主要原因。

⑤椎间盘的神经支配。一般来说，椎间盘中的纤维环、髓核内没有神经分布，但椎间盘后侧的纤维环边缘部、后纵韧带处由来自脊神经的脊膜支支配。该脊膜支为无髓鞘神经纤维，能传导与疼痛有关的冲动，当此部位有病变（如破裂）和后纵韧带受到牵张时才引起疼痛。

（二）胸椎

胸椎位于脊柱胸段，共有椎体 12 个，其特点是椎体切面呈心形、椎间孔大致呈圆形且较小、椎弓根短而细、关节突关节面近似额状位、棘突细长伸向后下方。

胸椎的椎体自上而下逐渐增大，上部的胸椎体与相邻的颈椎相似，下部的胸椎体则类似腰椎。椎体的两侧和横突末端的前面有半圆形或圆形的浅窝，称肋凹。肋凹分别与肋骨小头和肋结节的关节面相关节，但因第 2 到第 9 肋的肋骨小头上移至两个椎体之间，故第 2 至第 8 胸椎椎体的两侧各有两个凹陷，上半关节面较大而下半关节面较小。胸椎的棘突较长，又几成垂直位下行，似叠瓦状重叠排列，并以较坚强的韧带相连，同时上下位胸椎的椎板亦有轻度重叠，而椎体两侧连着肋骨，肋软骨又与胸骨相连接，因此胸椎的活动度大为减少，胸椎较难向左、右侧方移位，大多数是向前或向后方移位。但由于其相对较稳定，故又易发生骨折。（见图 1-4）

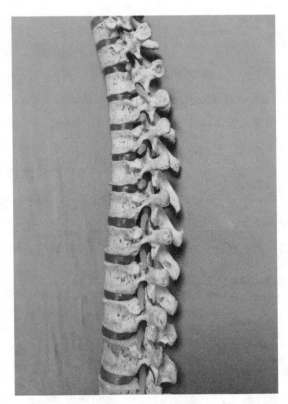

图 1-4　胸椎

（三）腰椎

腰椎共 5 个，为椎骨中最大者。由于其承受体重较大的压力，故椎体较颈椎、胸椎的椎体肥厚而大。

1. 一般形态

腰椎的椎体高而大，从上面观，似一横放的肾形。椎体的上、下面平坦，而前面略比后面凹陷。（见图1-5）

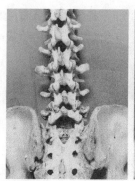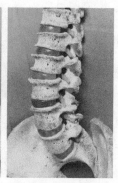

图 1-5　腰椎

腰椎的椎弓根粗大而伸向后方，上切迹较浅而下切迹较宽而深；椎板较短而厚（与胸椎椎板比较），且互不重叠，对神经起保护作用。

腰椎的棘突呈水平位伸向后方，从侧面观，棘突似长方形，但其上、下缘略显肥厚。后关节（关节突关节）较粗大，关节面呈矢状位，上位腰椎的下关节突在外侧，下位腰椎的上关节突在内侧，故其组合的关节（后关节或关节突关节）是较为牢固的关节。在上关节突的后缘，有一卵圆形的隆起，称乳状突。横突较长而薄，前后面较扁平而伸向后外方，横突根部的后下侧，有一个小结节，称副突。棘突与横突是韧带、肌肉的附着处，关节突控制或引导脊柱运动的方向。

2. 各腰椎的形态特点

第 1～3 腰椎的上关节突间的距离较大，但下关节突间的距离较小，横突为逐渐增长，其中第 3 腰椎的横突是所有椎骨中最长的。第 4 腰椎的上、下关节突间的距离差别不大，横突较短。第 5 腰椎的椎体最大，前面厚而后面较薄，椎弓根扁平又宽且广，椎板向椎孔部稍凸入，故椎孔变小；棘突是腰椎中体积最小者；横突最短粗且呈圆锥形，先伸向外方，后转向外上方，倾斜度较大。

3. 腰椎的椎间盘

腰椎是承受重力最大之部位，腰椎椎间盘的结构与前述的颈椎椎间盘一样，故结构不再赘述，而简述各部分的作用。

纤维环：前厚后薄，类似一个螺旋状缠绕的弹簧，拉住上、下两个椎体，又可拮抗髓核的膨胀作用。后纵韧带对纤维环的保护减少。

髓核：似椭圆形的球，夹在上、下两椎体之间，且略偏后侧，故椎体就像压在球上而活动一样，这种活动是在后关节处于稳定作用下引导而进行的。

软骨板：为无血管的软骨组织，可以承受压力，保护椎骨，避免局部受压而发生坏死，是液体和营养渗入髓核的交换场所。

（四）骨盆

人体的骨盆能将躯干的重量传递给下肢，并有保护盆腔器官的重要作用。骨盆上与腰椎相连，下经髋臼与下肢骨相接。（见图1-6）

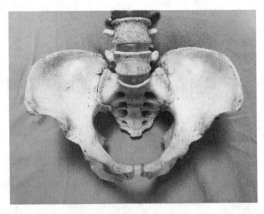

图1-6　骨盆

1. 骨盆的结构

骨盆是由后方的骶骨、尾骨和左右两髋骨连结而成，而髋骨又由髂骨、坐骨、耻骨等组成。骨盆由这些骨连在一起形成一个骨盆环，骨盆环又由2个弓来支持体重，其中一个弓称股骶弓（亦称后弓），该弓起于髋臼，向上经髂骨至骶骨，此弓的主要功能为人体站立时能承受体重；另一个弓称坐骨弓（亦称前弓），该弓从坐骨结节开始，向上经坐骨支和髂骨后部至骶骨，此弓的主要功能是人体在坐位时能承受体重。骨盆的前面，由双侧耻骨上、下支通过耻骨联合连接，构成束弓，束弓可防止上述两弓向两侧分离。

（1）骶髂关节由骶骨的耳状面与髂骨的耳状面互相嵌合构成。此关节的关节囊较紧张，关节腔又较窄小，呈裂隙状，周围又有韧带加强，故其活动性较小，有微动关节之称。

（2）骶髂关节的周围有以下韧带。

①骶结节韧带：位于骨盆的后下部，起自髂后下棘、骶骨下部的外侧缘、尾骨的上部，斜向外下方，经骶棘韧带的后方，止于坐骨结节的内侧缘。臀大肌一部分起于此韧带下部的纤维，该韧带的一部分与股二头肌的起点相混在一起。

②骶棘韧带：位于骶结节韧带的前方，呈三角形，起自骶骨、尾骨的外侧缘，向外方行走，止于坐骨棘。

③髂腰韧带：是强韧而肥厚的三角形韧带，起于第5腰椎横突前面、横突尖部的后面及第4腰椎的横突前面和下缘，呈放射状向外下方行走，止于髂嵴的内唇。

④骶腰韧带：起于第5腰椎的椎体与横突，止于髂窝和骶骨底。

⑤骶髂前韧带：位于骶髂关节的前面，连结骶骨的骨盆面的侧

缘与髂骨的附关节沟之间。内侧起自骶骨盆面的外侧，向外行走，止于髂骨耳状面的前缘和耳前沟。

⑥骶髂后短韧带：起自髂粗隆、髂骨耳状面后部、髂后下棘，向下方斜内行走，止于骶外侧嵴和骶关节嵴。

⑦骶髂后长韧带：起自髂后上棘、骶椎到第2至第4骶椎的关节突，向下行走，内侧止于腰背筋膜，外侧与骶结节韧带相连。

⑧骶髂骨间韧带：在骶髂后短韧带的深面，连于髂骨粗隆与骶骨粗隆之间，由纵横交错的短纤维构成，填充于关节囊的上方与后方。

二、脊柱的血液供给

颈椎的血液主要由脊支供给，它发自椎动脉；腰椎的血液供给来自腰动脉，由腹主动脉的后壁发出。以上这些动脉都伴随有静脉，与脊柱相关疾病关系较密切的是椎动脉，它是锁骨下动脉的分支，大多数进入第6颈椎横突孔，往上行至颅腔，左右侧椎动脉汇成椎-基底动脉系统，其血液供应延脑、脑桥、小脑、大脑、枕叶以及内耳等，在脑内又有分支到脊髓，组成脊前动脉与脊后动脉。因此，若椎动脉供血出现障碍，不但会影响脊柱本身与脑后部的供血，严重时还可影响脊髓的供血，从而产生相应的症状。

三、脊神经

脊神经共31对，其中，颈神经8对，胸神经12对，腰神经5对，骶神经5对，尾神经1对。每对神经都是由前根和后根在椎间孔内合并而成。神经的纤维成分有以下四种：①躯体感觉纤维，分布于皮肤和运动系统，将皮肤的浅感觉冲动和运动系统的深感觉冲动传入中枢。②内脏感觉纤维，分布于心血管、胸腹腔和腺体，传入来自这些结构的感觉冲动。③躯体运动纤维，分布于骨骼肌，支配其运动。④内脏运动纤维，支配平滑肌和心肌的运动，控制腺体的分泌。

脊神经的前根是运动性的，它除含有躯体运动纤维外，在T_1～T_3前根以及S_2～S_4前根内，还分别含有交感神经纤维和副交感神经纤维。脊神经的后根是感觉性的，它除含有躯体感觉纤维外，在胸和腰上部神经后根以及S_2～S_4后根内，还含有内脏感觉纤维。

脊神经的后支一般较相应的前支细而短，经椎骨横突之间（骶神经后支经骶后孔）向后穿行，按节段分布于枕、项、背、腰和骶臀部的深层肌和皮肤。其前支较粗大，只有胸神经前支保持着明显的节段性，其余各支分别交织成丛，由丛再分支分布于相应的区域。脊神经前支形成的丛有颈丛、臂丛、腰丛和骶丛。

脊神经在椎间孔内有重要的毗邻关系。椎间孔前方是椎间盘和椎体，后面是关节突关节。因此，椎间盘和关节突关节的病变，可累及相应的脊神经，出现相应的症状。

四、自主神经

自主神经包括交感神经和副交感神经。自主神经系统的高级中枢在大脑皮质，它对自主性神经运动和感觉起着功能调节作用，主要抑制下丘脑和低级交感中枢的兴奋。其次级中枢在下丘脑。下丘脑对自主性神经系统的调节早为大家公认，它也接受由中枢系统其他部分传来的纤维，其中以大脑皮质前部内侧及附近传来比较可靠。此区可调节血管、血压、呼吸、睡眠、胃肠等功能。其低级中枢在脊髓，脊髓灰质外侧柱是自主性神经反射的低级中枢，通过它可以完成简单的反射，如排尿、排便、对温度刺激的血管收缩、出汗及竖毛等。交感神经中枢位于胸髓 1～12 节以及腰髓 1～3 节，副交感神经中枢位于脊髓骶段 2～4 节。

交感神经与副交感神经在形态、功能上有所不同。交感神经几乎分布于全身各部，但副交感神经的分布则比较局限，如皮肤、汗腺、竖毛肌、肌内血管和肾上腺髓质等无副交感神经分布。交感神经的功能在于应对环境的急剧变化，产生兴奋以适应需要，如心跳加快、冠状血管血流量增加、皮肤和腹腔内脏小动脉收缩而引起血压升高、血糖上升、呼吸加快及瞳孔扩大等。副交感神经的功能则是保持身体安静时的生理平衡与能量，如协调营养、消化及生殖系统。

除汗腺、竖毛肌、肾上腺、子宫以及部分血管外，其他器官一般都是同时受交感神经系统和副交感神经系统的双重支配，这两个系统的功能表现为既对立又统一。整个身体的活动是加强或是减弱，是兴奋或是抑制，不外乎沿着两个方向发展。它们在共同支配的器官中不但没有冲突，而且还相互依存。若两者缺一，则器官的活动就不能很好地协调进行。自主性神经所支配的内脏器官的活动受大脑皮质的调节。因此，脊柱损伤有可能损及自主性神经系统而出现相应病症。

五、脊髓

脊髓位于椎管中间，全长 40～50 cm。脊髓颈段相当于臂丛发出处，增粗成为颈膨大（位于第 4～第 7 颈椎之间），上肢运动和知觉中枢集中于此。在腰骶丛发出处增粗成腰膨大（第 10 胸椎～第 1 腰椎之间），下肢的运动和知觉中枢及膀胱排尿自主中枢集中于此。

脊髓有一定的活动余地，其与椎骨之间尚存在蛛网膜下腔、硬膜下腔及硬膜外腔。脊髓节段与椎骨的位置关系有一定规律。通常，颈段相当于颈椎数目加1（如第5颈椎平面脊髓分节应为第6颈神经），上胸段脊髓分节平面相当于胸椎数目加2，下胸节为胸椎数目加3，腰髓位于第10～第11胸椎之间，骶尾髓位于第12胸椎至第1腰椎之间。

脊髓的动脉主要有脊髓前后动脉，形成血管链。左、右椎动脉颅内段各发出一脊髓前动脉，多数都起自椎动脉的内侧或背侧，少数来自左、右椎动脉的汇合部。脊髓前动脉极为纤细，组成形式比较复杂。脊髓后动脉有2个，稍为粗大。如椎动脉供血不足，也有可能引起脊髓缺血。

脊髓在结构和功能上比大脑原始。正常时，脊髓的功能是在大脑的调节下完成的。脊髓有传导功能和反射功能，是感觉冲动和运动冲动的传导通路，脊髓白质内的上、下行长纤维束就是执行这种功能的结构基础。脊髓的反射功能是执行躯体反射和内脏反射。前者是指引起骨骼肌活动的反射；后者是指内脏活动的反射，脊髓内存在内脏活动的低级中枢，如腰骶段侧角的交感中枢，第2～第4骶节段前后角中间部的副交感中枢（排尿、排便中枢）。

第三节　脊柱相关疾病的病因病理

一、致病因素

脊柱相关疾病的常见致病因素有几个方面：

1. 急性外伤

急性外伤通常是由摔倒、击打、闪扭等致伤，若外力作用较大，损伤程度较重，容易检查出来；如外力作用较小，损伤程度则较轻，如小纤维束撕裂、单个棘突偏移等，往往未引起足够注意，致使疾病未能及时治愈，甚至会转变为慢性损伤。此外，有时一些外力致伤情况较为复杂，由于外伤的传导或外力的交叉作用，形成两处以上的损伤（如颅脑损伤时常合并颈部损伤），在检查时容易忽视而造成漏诊。

2. 慢性损伤

慢性损伤常发生在脊柱持久过度用力者，多见于脊柱强迫被动体位，如持久低头弯腰工作、垫枕过高、床垫过于弹软、穿过高的高跟鞋等容易引起脊柱慢性累积性损伤而致病。

3. 感受风寒湿邪

感受风寒湿邪多见于久卧湿地或汗出当风之后。

4. 继发性损伤

一些疾病可继发脊柱损伤，如扁桃体炎、中耳炎、腮腺炎、胸膜炎、妇女附件炎等疾病，炎症波及脊柱软组织而致病。

以上诸多外来因素，加上人体一些内在因素，如解剖上的弱点、先天性畸形或重病之后、年老体弱、退行性变等原因，可导致疾病的形成与发展。

二、病理改变

脊柱相关疾病的病理改变多因致病因素作用于脊柱软组织，组织结构发生变化，肌痉挛或炎变，刺激脊神经、自主神经及脊柱内外之动静脉甚至脊髓。除局部症状外，常并发相应系统的病症，多见脑神经系统、消化系统、循环系统等病变。具体的病理变化有以下七个方面。

1. 脊柱力平衡改变

脊柱力平衡表现为脊柱的 4 个生理曲线保持平衡和脊柱间的关节、椎间盘、韧带之间的内平衡以及脊柱周围肌肉的外平衡。这些相关结构一旦受损害，脊柱就会失去平衡。正常的力平衡被破坏后，会形成新的代偿的病理力平衡，这种病理力平衡尽管有时暂时保持稳定，但并不能持久，严重时会产生恶性循环。同时这种平衡可能产生病理刺激，对周围组织造成损害。

2. 神经反射障碍

反射是神经活动的基本形式，即机体对内外环境刺激所做出的有规律性的非自主反应。反射基础是反射弧，反射弧的活动又受神经系统高级中枢支配，反射弧任何一点的中断都可造成反射异常或消失。脊柱软组织损伤干扰了神经的反射，则会出现反射障碍。

3. 神经传导障碍

神经传导包括中枢神经系统（脑、脊髓）和周围神经系统（颅神经、脊神经）两部分。前者主管分析、综合归纳由体内外环境传来的信息，后者主管传递神经冲动，因此传导作用主要在周围神经。外周神经受损伤，会影响神经的传导，使神经远端出现相应症状。

4. 自主神经调节障碍

自主神经系统主要保持体内外环境的稳定，保持内脏和内分泌、汗腺等的调节机能。一旦自主神经受到损伤，常影响次高级中枢下丘脑，使垂体激素释放受影响，从而使调节水、盐、脂肪等的功能紊乱而出现症状。

5. 血液、淋巴循环障碍

脑从颈内动脉与椎动脉获得动脉血，前半部为颈内动脉供给，后半部为椎动脉供给。脑血液丰富，才能保证其复杂功能的实现。脑对血氧非常敏感，一旦大脑供血受阻，就容易出现脑缺血、缺氧症状。

6. 局部软组织损害

此种情况可有两种表现：一种是损伤致局部肌痉挛，另一种为软组织炎变。开始见于水肿或血肿，发展下去可能出现粘连、纤维化、疤痕化、钙化。这种局部病理变化对其本身与周围组织都会造成损害。

7. 经络不通

中医认为，经络不通为本病的病理基础。气滞血瘀，风寒湿凝，"不通则痛"，"不通"则清阳不升、浊阴不降，继而影响脏腑的功能而出现症状。"不正不通""不松不通""不顺不通""不动不通"，总之，"不通"病理的形成，是显而易见的。

第四节　临床表现与诊断

一、临床表现

脊柱相关疾病多发生于中年人，青年人、老年人也时有发生。该病的临床表现较为复杂，大多数的表现除主要症状外，还伴随多种其他症状，有的还表现为综合征。主要有以下几种情况：

1. 局部症状

多表现为局部或远端疼痛或麻木。疼痛或麻木是神经受刺激或损害的反应。一般认为较严重的疼痛是炎症刺激的反应，较严重的麻木是机械性刺激或压迫所致，或炎症对神经损害较为严重的阶段才出现症状。疼痛或麻木的性质、程度往往反映了损伤组织的类型与严重程度。因脊髓与脊神经以及自主性神经受损害及其严重程度不同，所出现的疼痛与麻木的性质和程度有所不同。前者麻痛可能同时存在，疼痛较剧烈，呈刺痛、窜痛；后者以疼痛为主，程度较轻，呈肿胀隐痛或灼痛。

有的患者局部或远端异常感觉，如活动时，局部有摩擦痛，或局部冷热感、汗多或汗少，或肢体乏力、活动不便、远端肿胀等。

通常局部主动或被动活动障碍，触诊有直接压痛或间接压痛，触及局部有钝厚感，或棘突（或横突）偏移，或感觉、肌力与反射异常。

2. 全身症状

多表现为神经、心血管、消化、泌尿生殖等系统的症状。如颈段损伤多出现头痛、眩晕、血压偏高或偏低、视力障碍、心律失常、失眠、低热等，胸段损伤多出现气喘、胸壁痛、胃脘痛、糖尿病等，腰骶段损伤多出现下腹痛、排便排尿异常、月经不调、性功能障碍等。此外，还要注意相同的病症可能发生在不同的部位，如排尿异常可发生在上腰段（如腰髓膨大损伤），也可发生在下腰段（如马尾神经损伤），或发生在臀部（如阴部神经损伤），等等。

3. 特殊表现

脊柱相关疾病的特殊表现主要有以下几个方面：

（1）与解剖部位及脊椎节段有密切关系。如颈源性眩晕的发生多与第1、第2颈椎有关。其原因可能是椎动脉在第1、第2颈椎段有几个弯曲，一旦局部有损伤，弯曲处供血将会更不通畅，从而引起脑缺血。具体见表1-1。

表 1-1 脊椎节段的特殊疾病表现

脊椎节段	疾病表现
C1	眩晕、后头痛、视力下降、高血压、失眠、面瘫
C2	眩晕、偏头痛、耳鸣、胸闷、心动过速、排尿异常、视力下降、高血压、失眠、面瘫
C3	咽喉部异物感、胸闷、颈痛、牙痛、甲亢
C4	咽喉部异物感、胸闷、打呃、肩痛、牙痛、三叉神经痛、甲亢
C5	眩晕、视力下降、心动过速或过缓、上臂痛、下肢瘫痪
C6	低血压、心律失常（过速或过缓）、上肢桡侧麻痛
C7	低血压、心律失常、上肢后侧尺侧麻痛
T1	上臂后侧痛、肩胛部痛、气喘、咳嗽、左上胸痛、心慌、心悸
T2	上臂后侧痛、气喘、咳嗽、左上胸痛、心慌、心悸
T3	同 T1、胸闷、胸痛
T4	胸壁痛、气喘、打呃、乳房痛
T5	胸壁痛、气喘、乳房痛
T6	胃痛、肝区痛、上腹胀、肋间痛、胆石症
T7	胃脘痛、肝区痛、肋间痛、胆囊炎、胆石症
T8	胃脘痛、肝区痛、肋间痛、胆囊炎、胆石症
T9	胃痛、肝区痛、上腹胀痛、子宫炎
T10	腹胀、肝区痛、卵巢炎、睾丸炎、子宫炎
T11	胃脘痛、肝区痛、胰腺炎、糖尿病、肾病、排尿异常、尿路结石
T12	同 T11、腹胀痛、肾炎、肾结石、排尿异常、腹泻
L1	同 T12、大腿前侧痛、排尿异常
L2	腰痛、排尿异常、大腿麻痛
L3	两侧腰痛、腹痛
L4	同 L3、腹胀便秘、下肢外侧麻痛
L5	下肢后侧麻痛、下肢痛、遗精、月经不调
S	排尿异常、子宫炎、前列腺炎

（2）与活动损伤有关。如低头工作或垫枕过高易损伤颈椎，弯背工作多损伤胸椎，弯腰工作多损伤腰椎，等等。

（3）脊柱体位改变可加重症状。如转颈使椎动脉扭曲，脑供血不足而使头晕加剧。

二、检查表现

1. X 射线检查

X 射线检查所见病损部位可有生理曲度改变，如骨质增生、椎间隙变窄、颈椎钩椎关节不对称、寰枢椎错位、项韧带钙化、双突征等。

2. 电子仪器检测

电子仪器检测包括心电图、肌电图和脑血流图等，这些检查结果可作为诊断与鉴别参考指标之一，有利于临床的诊断与鉴别诊断。如脑血流图检查发现额乳导联有异常，提示椎动脉系统有障碍等；肌电图检查可提示其病理变化是神经源性，还是肌原性的病变。

3. CT 与 MRI 检查

对 X 射线检查难以观察到的微小变化可用 CT 方法检查，CT 对局部定位比较准确。与 CT 相比，而 MRI（核磁共振成像）对软组织检查显像比较明显，能显示出整体观的图像，有利于临床的定位诊断与鉴别诊断，检查脊柱相关疾病的阳性率较高。

4. 其他检查

血液检查如抗"O"、血沉、碱性磷酶、尿酸、血脂检查等；尿检查如糖、蛋白检查等；眼底检查如眼底动脉检查等，这些指标对诊断与鉴别诊断有一定意义。

三、诊断要点

脊柱相关疾病可根据以下诊断要点作出诊断：

（1）多发生在中年人，并由外伤或劳损或感受风寒湿邪等原因致病。

（2）除有局部麻痛、胀痛、冷热感或活动不便等症状外，还常伴随脑神经、内脏系统等的多种症状，而且这些症状常与局部损伤程度和症状变化有密切关系。

（3）体征局部活动明显受限，触诊有压痛或钝厚感，或棘突（或横突）偏移；可有感觉、肌力和反射异常。

（4）常伴有一些特殊的体征，可通过具体检查加以诊断。X射线检查较轻者，X射线片无异常表现；较重者，X线片有异常表现。其他检查包括电子检测、CT、MRI、血液、尿、眼底等方面的检查，有利于诊断与鉴别诊断。

第五节　治疗原则

一、手法治疗

1. 理筋手法

理筋手法适用于无骨关节移位者。理筋手法有14法，包括作为基础的理筋8法和扩展的理筋6法，详见中编第一章第一节。

2. 整骨手法

整骨手法适用于脊柱骨关节有轻度移位者。调骨手法有22法，包括作为基础的10个母法和作为扩展的12个子法，详见中编第一章第二节。

二、牵引治疗

牵引疗法适用于肌痉挛或脊柱有轻度移位者，常用的有颈椎牵引法和腰椎牵引法。

三、药物治疗

中药治疗对多数病例都适用，可辨证施治或分型治疗，有的脊柱轻度错位者复位后可做辅助治疗。

（1）瘀滞型多见于急性损伤的早期或反复发作者，症见局部肿胀、便秘、尿黄、厌食等。治以活血化瘀，可用桃红四物汤或复元活血汤。

（2）风寒湿型多见于损伤后期，症见局部酸痛、麻木，遇寒痛增，得温缓解，筋络拘挛，或口淡、便溏、尿清长等。治以祛风散寒胜湿，可用蠲痹汤或宽筋散治疗，如化热者加清热药。

（3）脏躁型多见于损伤中期或后期，症见心烦不眠、坐卧不安、头晕痛、口干苦、便秘、尿黄或兼头痛耳鸣等。治以镇静安神、滋阴清热，可用甘麦大枣汤加味或天麻钩藤饮加减治疗。

（4）亏损型多见于损伤后期。肝肾阴虚者，症见腰膝酸痛、头晕、耳鸣、五心潮热、大便干、盗汗等，治以滋补肝肾，可用六味地黄丸治疗。肝肾阳虚者，症见腰膝痿软、畏寒肢冷、自汗、尿清长等，治以温补肝肾，可用金匮肾气丸治疗。

西药方面，可使用抗炎、镇痛药治疗。

四、其他疗法

针灸、理疗等治疗方法临床上可以酌情选用。经以上非手术治疗未见明显效果，手术指征明确，影响正常生活或工作者可考虑采用手术治疗。

五、预防与保健

（1）预防脊柱外伤，一旦损伤，应及时有效治疗，防止并发症或后遗症的发生。

（2）预防脊柱劳损，注意工作与生活中脊柱的体位，如不符合生理要求，要注意调节体位。

（3）加强脊柱部位的功能锻炼。

中编　常用手法及治疗经验

第一章 脊柱整治手法

韦氏系列手法中，脊柱整治手法有 36 法，包括理筋手法和整骨手法。其中，理筋手法 14 法，包括作为基础的理筋 8 法和扩展的理筋 6 法；整骨手法 22 法，包括作为基础的 10 个母法和作为扩展的 12 个子法。本章主要介绍上述 36 种手法的技术规范及其适应证。

第一节 理筋手法

一、基础理筋八法

（一）推散法

推散法适用于腰肌肿胀、髂胫束痉挛等有局部肿胀、肌痉挛、炎症、血运障碍的病症。

1. 腰肌推散法

患者俯卧，医者用手掌或指腹反复数次于局部推按。（见图 2-1）

2. 髂胫束痉挛推散法

患者侧卧，健侧为屈曲位在下，患侧在上呈伸直位，医者用手掌或指腹反复数次于局部推按。（见图 2-2）

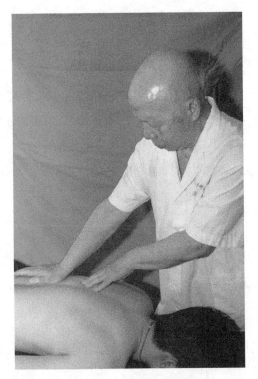

图 2-1 腰肌推散法

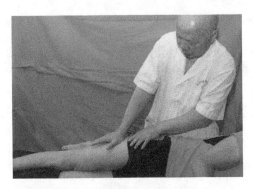

图 2-2 髂胫束痉挛推散法

（二）活筋松解法

活筋松解法适用于颈肌粘连、肩关节炎粘连等关节软组织粘连或纤维化病症。

1. 颈肌粘连活筋松解法

患者坐位，医者一手呈五指分开按拿头顶，转动颈部；同时，另一手反复数次按捏颈肌。（见图 2-3）

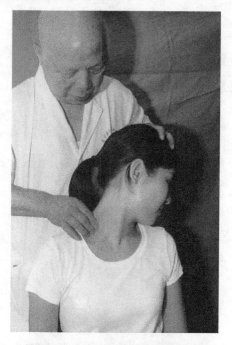

图 2-3　颈肌粘连活筋松解法

2. 肩关节软组织粘连松解法

医者站立于患者患侧肩背后，患者取坐位，医者一手在患侧肩关节周围做深部按摩，另一手握持患侧肘部反复数次协助患者行肩关节内收、外展、旋转、高举等动作。（见图 2-4）

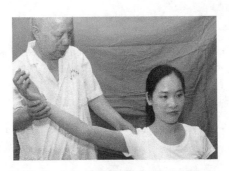

图 2-4　肩关节软组织粘连松解法

（三）理顺法

理顺法适用于斜方肌痉挛、脊柱性肠痉挛等肌痉挛、软组织粘连的病症。

1. 斜方肌理顺法

患者取坐位，医者用指尖或指腹，或用手掌反复数次于患者局部按肌纤维走向进行按压。（见图 2-5）

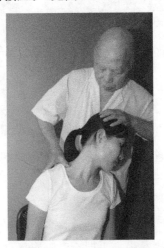

图 2-5　斜方肌理顺法

2. 肠痉挛理顺法

患者仰卧，医者用手掌反复数次于患者局部按顺时针方向揉按。（见图 2-6）

（四）拿筋法

患者取坐位，医者将术手拇指与四指构成钳形，于患者局部进行反复数次提拿，形如拿物。此法多适用于长肌扭挫伤、痉挛、粘连，如菱形肌损伤等病症。（见图 2-7）

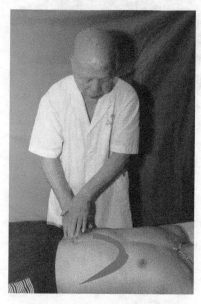

图 2-6 肠痉挛理顺法

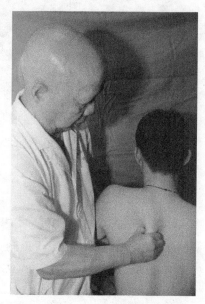

图 2-7 拿筋法

（五）叩击法

医者将术手四指并拢半屈，用指尖轻叩击患者头部反应点 25 次左右。此法适用于椎动脉供血不足引起的头晕、头痛等头颅部病变部位较深的病症。（见图 2-8）。

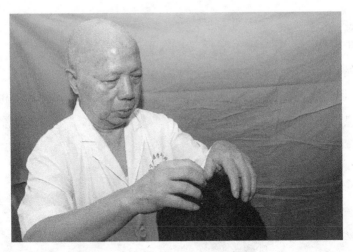

图 2-8 叩击法

（六）传导法

传导法适用于星状神经节与臂丛神经损伤等神经根或神经干或血管损伤刺激引起的病症。

1. 星状神经节传导法

患者呈端坐位，医者站立于患者患侧前外方，一手扶头部向患侧侧弯30°，另一手拇指置于患侧胸锁乳突肌处，每次按1～2 min，以患者胸部出现热感为度。（见图2-9）

2. 臂丛神经传导法

患者取端坐位，医者站在患者背后，术手食指或者中指于患侧锁骨中点上1 cm处揉按，另一手固定健侧肩部，每次揉按1～2 min，以患肢远端出现麻木为度。（见图2-10）

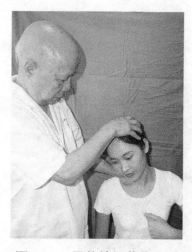

图2-9 星状神经节传导法

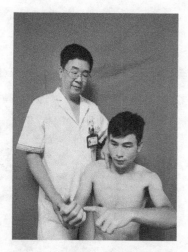

图2-10 臂丛神经传导法

（七）反射法

此手法操作时先选反应敏感点，医者一手固定患者头部，另一手拇指于反应点用力点按，每次点按1～2分钟，以相应部位出现胀麻等异常感觉为度。该法多适用于颈交感神经型的头痛、耳鸣、高血压等头颈部损伤出现的功能障碍性病症。（见图2-11）

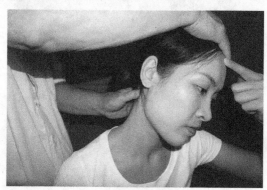

图2-11 反射法

（八）调理法

操作时用术手拇指、手掌或小鱼际混合施用上述各法，以调理气血、疏顺肌筋，或揉按或滚推，或捏或拉。该法多作为保健手法，也常用于一些治疗性手法后的调理。（见图 2-12）

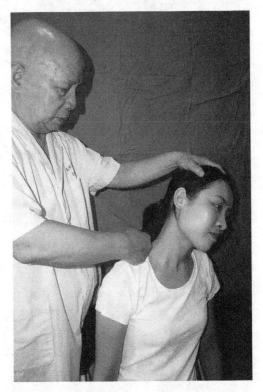

图 2-12　调理法

二、扩展理筋六法

（一）鸣天鼓法

医者两手掌用力相搓，使掌心产生一定的热量，然后将手指贴于患者两侧颞部，发热的手掌分别按于患者两耳，双手食指反复数次轻轻用力弹敲。本法多用于耳鸣眩晕等病症。（见图 2 - 13）

（二）弹捶法

医者手握空心拳有节奏地击打患者肌痉挛处，击打力度以患者可以接受为宜，每次击打 5～8 下，直至产生酸胀感。弹捶法常用于深部肌肉病损，可以有效缓解肌痉挛及疼痛。（见图 2 - 14）

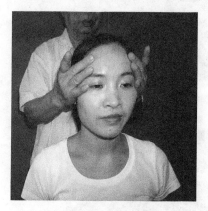

图 2 - 13　鸣天鼓法

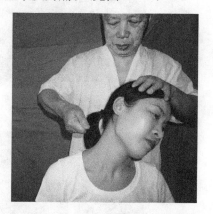

图 2 - 14　弹捶法

（三）理顺延伸法

理顺延伸法需根据不同的病因向不同方向推。

周围神经受损所致的麻木——向远端推（见图 2 - 15）。

动脉供血不足引起的肤白——向远端推。

静脉回流障碍导致的肤紫——向近端推（见图 2 - 16）。

淋巴回流障碍产生的肤灰——向近端推。

滑膜囊口闭塞致关节肿胀——向关节方向推。

胃肠功能紊乱引发的腹胀——作"S""?"形状推。

输卵管不全闭塞所致经前腹痛——向外上、内下内推。

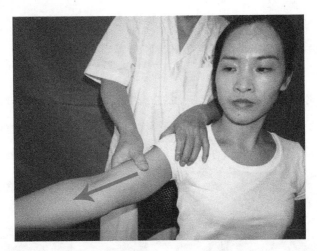

图 2 - 15　理顺延伸法（向远端推）

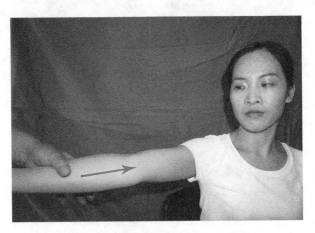

图 2 - 16　理顺延伸法（向近端推）

（四）回推法

　　顺着肌纤维方向，用拇指或手掌将肌纤维向近端推。该法用于肌松弛、纤维撕裂。（见图 2 - 17）

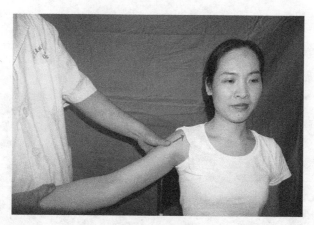

图 2 - 17　回推法

（五）分筋法

操作时，医者术手垂直于肌纤维方向，用拇指拨开肌纤维的粘连。该法用于肌纤维粘连。（见图 2 - 18）

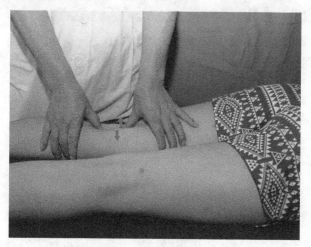

图 2 - 18　分筋法

（六）合筋法

医者用双手将断裂肌纤维的远、近两端向中间推按。该法用于肌纤维断裂。（见图 2-19）

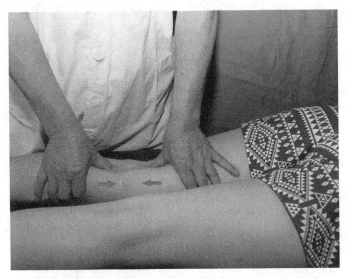

图 2-19　合筋法

第二节　整骨手法

一、基础调骨十母法

（一）单人旋转复位法

以颈 1 横突偏右为例。患者取矮端坐位，操作时医者站于患者背后，左手拇指触到并固定偏移横突，其余四指置于患者右侧颞部，右手扶持左面部。此时患者颈部保持前屈 35°，左偏 35°，右偏旋转 45°，医者在右手快速向右上方旋转的瞬间，左手拇指将横突轻推向患者左侧，拇指指腹感到有轻度移动，亦可听到"咯"的一声，再触之平复或改善，操作完成。此法多用于上颈段。（见图 2 -20）。

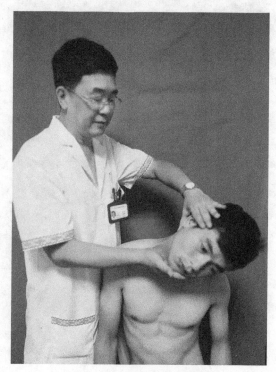

图 2-20 单人旋转复位法

（二）角度复位法

以颈 4 棘突右偏为例。患者取矮端坐位，医者站于患者背后，左手拇指触到并固定偏移的棘突，右手拇指与其余四指使颈略前屈相对置于下颌部。此时以颈 4 棘突为中心使颈椎左侧屈 30°，医者左手拇指稍用力向左下推按，同时右手将患者颈部快速向上方旋转，拇指下自觉有轻度移动，亦可听到"咯"的一声，复触之有平

复或改善，操作完成。此法多用于中颈段。（见图2-21）

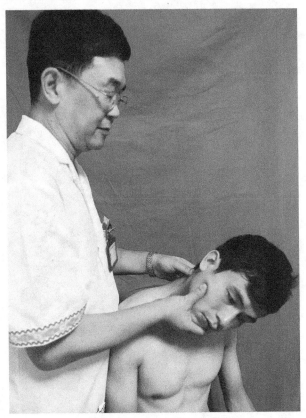

图2-21　角度复位法

（三）侧旋提推法

现以颈6棘突偏右为例。患者取矮端坐位，医者站于患者背后，右手拇指触及并固定颈6棘突，左手扶持患者下颌，颈部稍前屈位，使头向左侧转45°。此时医者右手拇指迅速向左轻推，同时左手向上轻提牵，拇指下自觉有轻移动感，常可听到"咯"的一声，复触之平复或改善，操作完成。此法多用于下颈段。（见图2-22）。

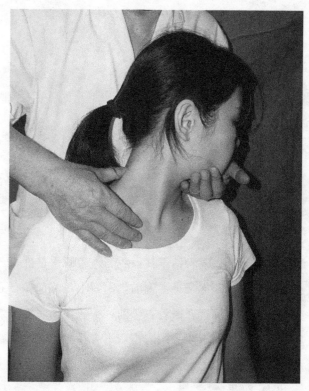

图 2-22　侧旋提推法

（四）掌推法

医者站立于患者左侧，患者呈俯卧位，常在胸前垫一软枕，两上肢自然放松置于身旁。医者右手掌根部按压在患椎棘突，左手放于患者右手背上，嘱患者做深吸气，双手掌感知患者胸廓处于呼气末时，医者手掌与脊柱呈 45°向前下方推按，此时常可听到"咯"的一声，操作完成。此法适用于胸椎中下段的后关节紊乱。（见图 2-23）。

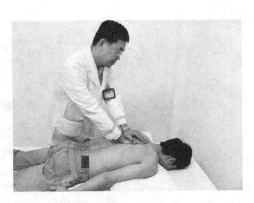

图 2-23　掌推法

（五）膝顶法

患者端坐于低凳上，医者站于其身后。患者双手自然垂放，医者双手自患者两肩外侧环抱于患者胸前，医者上身略前俯，右膝顶住患椎棘突，患者略后仰背靠医者右膝前，头置于医者右肩，在患者深吸气后呼气末时，医者双手用力往后下方压，同时右膝往上顶推，此时可听到"咯"的一声，操作完成。此法常用于胸椎上段后关节紊乱。（见图 2-24）

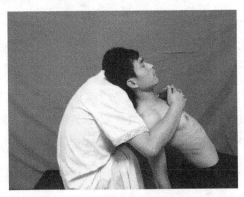

图 2-24　膝顶法

(六) 斜扳法

患者侧卧，紧贴床侧的下肢自然伸直，上侧下肢膝、髋关节呈屈曲 70°～80°。医者一侧肘部置于患者肩前，另一肘部置于同侧臀部，双肘同时向相反方向用力推拉。当遇到阻力时，突然加大推拉力，常可听到"咯"的一声。然后患者改另一侧卧位，按上述操作方法重复进行，操作完成。此法适用于腰椎旋转移位者。（见图2-25）

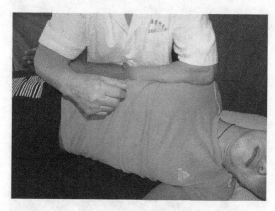

图 2-25 斜扳法

(七) 旋转复位法

该法多使用双联椅进行操作。患者坐在双联椅的前椅上，医者坐于后椅，用其中一手拇指触及并固定偏移棘突，另一手自患者腋部穿出，经患者颈后握住对侧肩部，然后使患者前屈 60°～90°，同侧屈 45°，拇指推挤棘突向对侧，同时另一手向后上方旋转，听到"咯"的一声。随后在对侧的上方或下方棘突处定位，按上述操作步骤重复进行一次。此法定位精准，手法旋转力更强，适用于腰椎旋转移位明显者。（见图2-26）。

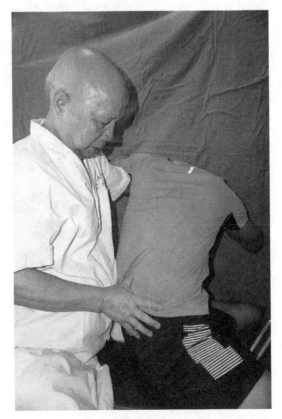

图 2 - 26　旋转复位法

（八）单髋过伸复位法

以右侧错位为例。患者取俯卧位，医者站于患者左侧，右手托起患者腿膝上部，左手掌根按压患者右侧骶髂关节处，先缓缓旋转患肢 3～5 次，医者用力上提大腿过伸，同时左手用力下压，两手向相反方向扳按。此时医者手下自觉有复位感或可听到复位响声，然后进行局部揉按，操作完成。此法适用于骶髂关节后错位。（见图 2-27）

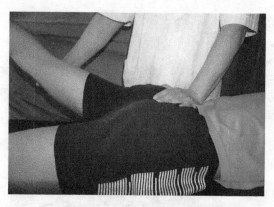

图 2-27　单髋过伸复位法

（九）单髋过屈复位法

以右侧错位为例。患者呈仰卧位，医者站于患者右侧，患者右下肢靠床沿，医者右手握患者右踝，左手扶右膝，助手按压患者伸直的左下肢膝关节前侧，医者先半屈曲患者髋膝关节，使其向对侧季肋部或同侧季肋部外侧（以免损伤同侧肋部），此时手下有复位感或可听到复位声，随后揉按局部，操作完成。此法适用于骶髂关节前错位。（见图 2-28）。

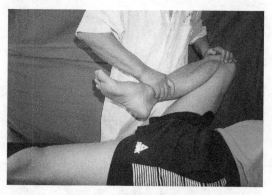

图 2-28　单髋过屈复位法

（十）侧卧挤压法

患者取侧卧位，上位髋膝关节屈曲，下位髋膝关节伸直，助手握住上位的踝关节，医者站于床边，双手置于患者上位的臀部外侧，在嘱助手反复伸屈髋膝关节时，医者用力往下压，反复数次操作后，对侧再按上述方法进行操作。最后嘱患者双手抱住下肢极度屈曲，医者协助做起伏动作，反复数次，操作完成。此法多用于产后损伤性腰腿痛耻骨联合分离。（见图2-29）。

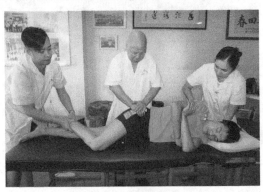

图2-29　侧卧挤压法

二、扩展调骨十二子法

（一）颈椎后伸勾拉法

患者取坐位，现以第5至第6颈椎左右钩椎关节不等宽且右窄左宽为例。医者站于患者身后，使患者颈部前屈15°，医者右手食指、中指置于第5颈椎椎体右侧，左手托患者下颌向左旋转45°；此时右手食指、中指同时向左轻推，左手向上轻提，常听到"咯"的一声。医者食指、中指下有移动感，复触之平复或改善，操作完毕。此法多用于钩椎关节错位。（见图2-30）

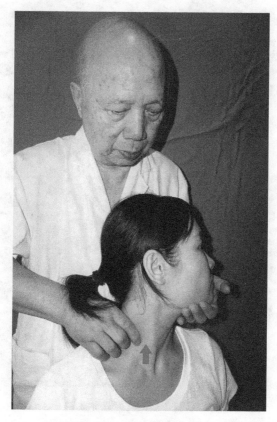

图2-30 颈椎后伸勾拉法

（二）颈椎微屈前推法

以第4颈椎向后移位为例。操作时患者取端坐位，医者左手放在患者前额，医者胸背部稍屈曲，使患者头部前屈15°、左旋30°，右手拇指置于第4颈椎棘突上。医者左手上提的同时，右手拇指向前上推第4颈椎棘突，常听到"咯"的一声，操作完毕。此法适用于颈曲变直、第3～第5颈椎轻度向后移位。（见图2-31）

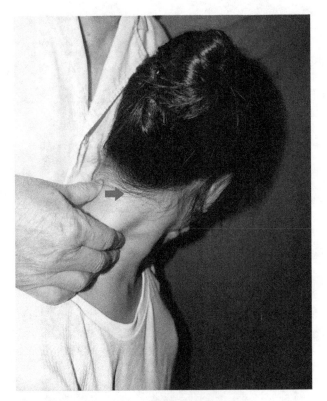

图 2-31 颈椎微屈前推法

（三）圆筒整复法

患者取端坐位，医者将一条毛巾卷成适合患者颈椎曲度大小的圆筒，放置于患者颈项部，并站于其身后，然后医者前胸部紧贴圆筒，双手紧托患者下颌部，分别行向上牵引拔伸，左右摆动，牵拉复位颈椎。此法适用于椎间粘连，可以拉开狭窄的椎间隙、椎间孔，纠正颈椎曲度变直、侧弯畸形。（见图 2-32）

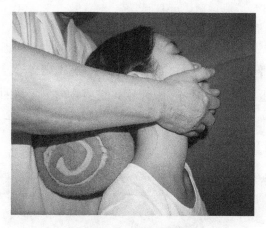

图2-32　圆筒整复法

（四）卧位提拉旋转法

患者取仰卧位，医者正对患者头顶，用手随颈部的活动施捏按揉法。然后医者一手托住患者枕部，另一手托其下颌部，稍用力牵引，向托下颌手一侧旋转，并轻轻提拉，将错位的小关节复位。最后，提拿两侧肩部，并搓患者肩至前臂反复3次。此法不适宜取坐位，且用力不宜过大，以免造成新的损伤。（见图2-33）

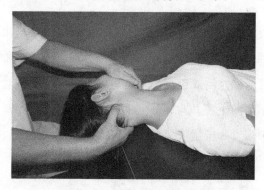

图2-33　卧位提拉旋转法

（五）颈椎悬位推按法

患者取俯卧位，头部悬于床头之外，双上肢下垂于床头，医者左手托患者下颌，右手拇指置于患者颈、胸椎交界处。医者先将患者头部向上提拉并左右各旋转3次，最后在向上提拉的同时，右手拇指轻轻推按患者颈胸关节，操作完毕。此法适用于颈胸关节错位。（见图2-34）

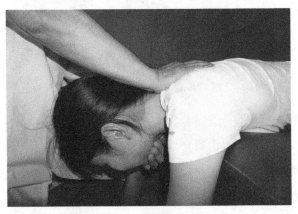

图2-34　颈椎悬位推按法

（六）加压提拉胸椎复位法

患者取坐位，十指交叉双手抱头，医者将一条毛巾折叠后制成一条加压垫，一般厚度为3 cm，将加压垫放在错位胸椎节段上。医者站于患者后侧并将双手绕过患者肩臂后，十指交叉置于患者颈项部，随后用力向上提拉患者，可以听到"咔"的声音，操作完毕。此法适用于多发胸椎错位。（见图2-35）

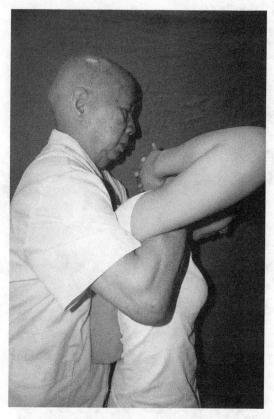

图 2-35　加压提拉胸椎复位法（置垫）

（七）动态推拉法

患者俯卧，医者站于患者一侧，垫一软枕于患者胸前，将患者两上肢置于床头，双下肢用固定带捆绑固定。医者一手掌根按压患椎棘突，另一手提拉固定带以抬高患者下肢并左右摇摆牵拉下肢，同时嘱患者深吸气。在患者呼气末时，医者右手掌根与脊柱呈 45°向前下方推按，常可听到"咯"的一声，操作完毕。此法适用于脊柱侧弯。（见图 2-36）

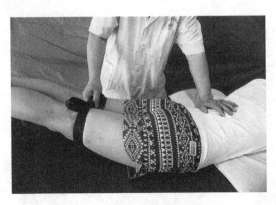

图 2 - 36　动态推拉法

（八）摆腰法

患者取俯卧位，医者双手握住患者两脚踝部，反复数十次摇摆患者双下肢。此手法适用于腰椎椎管狭窄症。（见图 2 - 37）

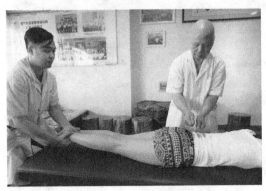

图 2 - 37　摆腰法

（九）端提法

患者取仰卧位，双下肢屈髋屈膝，医者双手环抱患者膝关节向上端提，反复操作 3～5 次，操作时一般使患者臀部离开床面 10～20 cm。此手法适用于腰肌劳损、腰椎滑脱稍前移者。（见图 2 - 38）

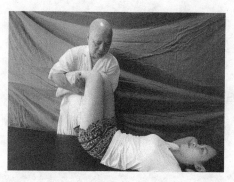

图 2-38　端提法

（十）屈髋旋转复位法

　　患者取仰卧位，双下肢屈髋屈膝；医者用固定带固定患者双下肢，助手双手按压患者双侧髂前上棘，固定骨盆；医者用力向错位相反方向牵拉骨盆，可以听到轻微的"咯"复位声，操作完毕。此手法适用于骨盆内外旋转错位患者。（见图 2-39）

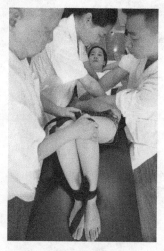

图 2-39　屈髋旋转复位法

（十一）颈椎牵引下整复法

患者呈坐位，颈部用牵引带牵引，医者站于患者右侧，双手托住患者下颌部，分别缓慢行颈部拔伸、左右旋转 60°～80°、左右侧屈 45°、前后屈伸 45°，然后点按风池穴，每天 1～2 次。此法可恢复颈椎曲度，缓慢拉开狭窄的椎间隙、椎间孔，纠正侧弯。（见图 2-40）

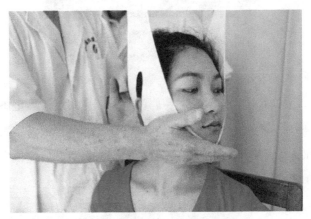

图 2-40　颈椎牵引下整复法

（十二）腰椎牵引下整复法

患者呈俯卧位，医者扎好牵引带，双下肢等量或不等量牵引，相差 3～4 kg，总牵引重量 38～44 kg；若患者腰曲变直或反张，在其腰部放置 1 个 10～15 kg 的沙袋，牵引时间每次 25 min，牵引的同时做手法治疗。此法适用于腰椎间盘突出症，伴有骨盆倾斜、腰曲变直、脊柱侧弯者更为适用。（见图 2-41）

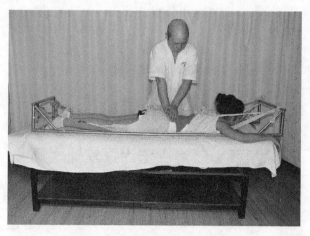

图 2-41　腰椎牵引下整复法

第三节　整治手法的适应证、禁忌证及注意事项

一、适应证

整治手法适用于颈、肩、腰、腿痛等各类病症，脊柱相关疾病，各种损伤后遗症，等等。

二、禁忌证

（1）严重内脏疾病者慎用。

（2）急性化脓感染者、有传染性疾病者禁用。

（3）骨肿瘤、骨结核、骨髓炎等禁用。

（4）妇女妊娠期禁用。

（5）年老体弱、妇女月经期、饥饿或过饱者慎用。

三、注意事项

（1）诊断明确，严格掌握手法适应证。

（2）避免暴力、猛力与剪力操作。

（3）掌握正确的操作规程，操作次数适宜，针对性要强。

第四节　整治手法治疗常见疾病

一、颈椎病

（一）诊断要点

（1）颈痛或伴头痛、肩背痛、臂（上臂或前臂）或手部的定位性疼痛或麻木，脸、颈、肩、上肢的局部肌肉跳动（痉挛）。

（2）头晕或眩晕、视力障碍或易疲劳，耳鸣失听，心悸（心率过快或过慢），血压改变（高血压或低血压），多汗或无汗，咽部有异物感，鼻塞和流涕交替出现。

（3）下肢发僵、无力，行走时似踩棉花感；或某一肢体或双上肢或双下肢或交叉上下肢或四肢出现不同程度的瘫痪。

（4）查体颈部活动障碍或活动时有响声，并伴有疼痛或伴有其他症状加重；触诊局部有疼痛和肌紧张，颈椎棘突有2～5个不等的病理性偏歪，棘间隙有宽窄不一现象，项韧带有钝厚感。

（5）神经根受刺激时椎间孔压缩试验、臂丛牵拉试验呈阳性，椎动脉受刺激时位置性眩晕试验呈阳性。

（6）X射线片可显示颈椎生理弧度改变，颈椎骨质增生，椎间隙变窄，项韧带钙化等。

（7）CT和MRI检查可显示病变部位椎间盘突出及其与颈脊髓

和神经根的关系。

（二）手法治疗

根据不同的病变颈椎部位采取相应的手法，如下颈段多用侧旋提推法。以颈 6 棘突偏右为例，患者取矮端坐位，医者位于患者背后，右手拇指触及并固定颈 6 棘突，左手扶持患者下颌，颈部稍前屈位，使头向左侧转 45°。此时右手拇指迅速向左轻推，同时左手向上轻提牵，拇指下自觉有轻移动感，常可听到"咯"的一声，复触之平复或改善。最后在颈 5 棘突左侧进行对向操作。

二、胸椎小关节紊乱症

（一）诊断要点

（1）患者有抬、扛、提、举及身体扭转等外伤史或长期不良姿势病史。

（2）急性损伤者，可表现为一侧或双侧胸背疼痛，疼痛可沿肋间由后向前走向及向腰腹部放射，咳嗽、深呼吸时疼痛加剧。

（3）伤后病程长者多表现为背部酸痛、沉重感，每遇阴雨天或久站、久坐，以及弯腰稍久可使症状加重。

（4）部分患者兼有胸腹腔脏器的功能性紊乱症状，如心律失常、呼吸困难、胃脘胀闷、大便秘结等。

（5）查体大部分患者活动正常，少数活动受限（尤其后伸时受限较明显），可有棘旁压痛、棘突病理性偏歪及邻近肌肉紧张，棘上韧带可有剥离或钝厚感。

（6）胸椎正侧位 X 线片，可见有椎体退行性改变、韧带钙化及胸段脊柱代偿性侧凸或后凸畸形。

（二）手法治疗

本病多采用掌推法。医者站于患者左侧，患者呈俯卧位，常在胸前垫一软枕，两上肢自然放松置于身旁，医者右手掌根部按压在患椎棘突，左手放于右手背上，嘱患者做深吸气，双手掌感知患者胸廓处于呼气末时，医者手掌与脊柱呈 45°向前下方推按，此时常可听到"咯"的一声，操作完成。

三、急性腰椎后关节滑膜嵌顿

（一）诊断要点

（1）患者多有腰部扭挫伤史。伤后立即出现腰部难以忍受的剧痛，不能活动，有的疼痛可向臀部和大腿后侧放射。

（2）患者呈强迫体位，腰椎生理曲度变直或后突或侧突，活动受限，腰过伸时疼痛加剧，腰前屈时疼痛略缓解。

（3）查体见腰部肌肉痉挛紧张或僵硬，L4～L5 或 L5～S1 棘突旁有深压痛点，一般无神经根刺激症状；腰椎有 2～3 个不等的病理性棘突偏歪。

（4）X 射线片显示腰椎生理曲度变直或后突或侧弯，有的可显示后关节排列紊乱或椎间隙和后关节腔左右宽窄不一征象。

（二）手法治疗

本病多采用斜扳法。患者侧卧，紧贴床侧的下肢自然伸直，上侧下肢膝、髋关节呈屈曲 70°～80°。医者一侧肘部置于患者肩前，另一肘部置于同侧臀部，双肘同时向相反方向用力推拉。当遇到阻力时，突然加大推拉力，常可听到"咯"的一声。然后让患者改另一侧卧位，按上述操作方法进行。

四、腰椎间盘突出症

（一）诊断要点

（1）大多数患者有腰部急慢性外伤史。

（2）有些患者腰痛伴向一侧下肢放射性疼痛或双侧下肢疼痛麻木。

（3）腹压增加时患者疼痛加剧，如咳嗽、打喷嚏时。

（4）棘突间旁有压痛与放射痛；腰椎有 2～3 个不等的病理性棘突偏歪；患椎上、下棘上韧带有索状剥离滑动感，伴有压痛；患椎上、下棘间隙有宽窄不一现象。

（5）特殊试验：直腿抬高试验及加强试验呈阳性，仰卧挺腹试验、颈静脉压迫试验、抬颈压胸试验均为阳性。

（6）趾背伸试验患侧减弱；早期痛觉过敏，稍后则减退；腰肌痉挛，脊柱畸形和活动受限。

（7）X 射线片显示脊椎侧凸，前凸消失，椎间隙变窄，椎缘增生。

（8）CT、MRI 检查可清楚显示椎间盘突出的部位、大小、形态和神经根、硬膜囊受压移位的征象。

（二）手法治疗

本病多采用腰椎旋转复位法。该法在双联椅上操作，患者坐在双联椅的前椅上，医者坐于后椅，用其中一手拇指触及并固定偏移棘突，另一手自患者腋部穿出，经患者颈后握住对侧肩部，然后使患者前屈 60°～90°，同侧屈 45°，拇指推挤棘突向对侧，同时另一手向后上方旋转，听到"咯"的一声。随后在对侧的上方或下方棘突处定位，按上述操作步骤重复进行一次。

本病也可采用直腿抬高加压法。医者将患者患侧下肢伸直，慢慢抬高，并按压其足背使踝关节背伸。

五、第三腰椎横突综合征

（一）诊断要点

（1）患者腰部有劳损史。

（2）患者腰部一侧或双侧疼痛，活动受限，可有向臀部或大腿外侧放射性疼痛，疼痛与腹压增加无关。

（3）患侧腰肌紧张、僵硬，于第3腰椎横突尖端可触及结节状硬结，压痛明显，L2～L3棘突可有病理性偏歪。

（4）直腿抬高试验可呈阳性，但直腿抬高加强试验、"4"字形试验为阴性。

（5）X射线片可见第3腰椎横突过长或粗大。

（二）手法治疗

患者取俯卧位，医者双手拇指与中指置于患者两侧腰3横突体表位置处，准确定位应力点后，用双手拇指、中指于患处反复数次行点、按、揉手法治疗，待其周围附着软组织松解后，行腰椎斜扳调骨手法。

六、腰椎椎管狭窄症

（一）诊断要点

（1）腰、臀、大腿痛。

（2）间歇性跛行。

（3）腰骶部有压痛点。

（4）影像学检查。平片中可见椎间盘退行性改变、小关节骨关节炎、椎体前滑脱，前后位片上椎弓根距离变窄。CT能准确测定椎管内径，硬膜囊前后径小于10 mm提示椎管狭窄。MRI对于确认椎管狭窄症比CT扫描而言，对比度更明显。

（二）手法治疗

本病可采用腰部斜扳法。患者侧卧，紧贴床侧的下肢自然伸直，上侧下肢膝、髋关节呈屈曲 70°～80°。医者一侧肘部置于患者肩前，另一肘部置于同侧臀部，双肘同时向相反方向用力推拉。当遇到阻力时，突然加大推拉力，常可听到"咯"的一声。然后患者改另一侧卧位，按上述操作方法进行，操作完成。嘱患者做抱膝起伏的"不倒翁"功能锻炼。

七、臀上皮神经卡压综合征

（一）诊断要点

（1）患者有腰臀部急性闪挫伤或慢性劳损病史。

（2）患者常表现为一侧腰臀部疼痛，急性损伤时疼痛加剧，但不会传达至膝盖，弯腰活动明显受限。

（3）在患者髂前上棘与髂后上棘连线中点及其下方有固定的压痛点，并向同侧大腿后方放射，放射痛不超过膝关节。

（4）直腿抬高试验多为阴性。

（二）手法治疗

医者以拇指点按臀上皮神经点（即患侧髂前上棘与髂后上棘连线中点）。有时可触及皮下筋结点，可点按的同时加以揉法，松解或揉散其筋结点。

再施以斜扳法。患者侧卧，紧贴床侧的下肢自然伸直，上侧下肢膝、髋关节呈屈曲 70°～80°。医者一侧肘部置于患者肩前，另一肘部置于同侧臀部，双肘同时向相反方向用力推拉，当遇到阻力时，突然加大推拉力，常可听到"咯"的一声。然后患者改另一侧卧位，按上述操作方法进行，操作完成。

八、梨状肌损伤综合征

（一）诊断要点

（1）患者自觉臀部一侧酸痛、胀痛，疼痛向下沿大腿后方、小腿外后侧放射。严重者，臀部剧痛，下肢伸直困难。

（2）咳嗽、打喷嚏或大便等增加腹压时，可引起坐骨神经沿走行方向窜痛。

（3）直腿抬高试验在 60°以前可出现牵拉痛，超过 60°以后则疼痛反而减轻，此点可与神经根受压作区别。

（4）指压梨状肌部位有明显疼痛，或可能触及紧张的条索状肌束。

（5）髋关节抗阻力内旋试验呈阳性。

（二）手法治疗

患者俯卧，术者找到梨状肌定位，即髂后上棘与尾骨尖连线的中点与股骨大转子连线的中 1/3 和内 1/3 交界处，以拇指或肘尖点按；腰、臀部按其肌纤维方向行理顺手法。最后，患者仰卧，屈髋屈膝 90°，术者用手按压住患者膝外侧，嘱患者做外旋抗阻力动作数次。

九、股骨头缺血性坏死

（一）诊断要点

（1）患者有髋部外伤史、长期应用激素史或酗酒史。

（2）患者髋部隐痛，一侧或两侧痛，逐渐加重，跛行、髋关节外展、内外旋活动功能障碍，甚至行走困难。

（3）患肢缩短，屈髋内收，肌萎缩。"4"字征、托马斯征、艾利斯征等检查呈阳性。

（4）影像学检查：FICAT 分类法分为 4 期。Ⅰ期：X 射线片无阳性征象，或者只是出现骨质疏松，CT 和 MRI 可见股骨头异常。Ⅱ期：仅侵犯骨骺前部，无塌陷。股骨头边缘有带状硬化带，或者头部有囊状样变，股骨头外形完整。Ⅲ期：可见边界清晰的骨囊肿状样变，关节间隙有所改变，坏死区密度增高，股骨头边缘出现残缺。Ⅳ期：侵犯整个骨骺，股骨头塌陷，高度减少，呈扁平状，关节间隙明显变窄或消失。后期可呈骨性关节炎改变。

（二）手法治疗

治疗原则为调整骨盆平衡，矫正骨盆倾斜及旋转移位。根据骨盆移位情况，分别选用单髋过伸复位法、单髋过屈复位法、屈髋旋转复位法。

单髋过伸复位法适用于骶髂关节后错位。以右侧错位为例，患者取俯卧位，医者站于患者左侧，右手托起腿膝上部，左手掌根按压右侧骶髂关节处，先缓缓旋转患肢 3～5 次；医者用力上提大腿过伸，同时左手用力下压，两手向相反方向扳按，此时医者手下自觉有复位感或可听到复位响声，然后进行局部揉按，操作完成。

单髋过屈复位法适用于骶髂关节前错位。以右侧错位为例，患者取仰卧位，医者站于患者右侧，患者右下肢靠床沿，医者右手握患者右踝，左手扶右膝，助手按压患者伸直的左下肢膝关节前侧；医者先半屈曲患者髋膝关节，使其向对侧季肋部或同侧季肋部外侧（以免损伤同侧肋部），此时手下有复位感或常听到复位声，随后揉按局部，操作完成。

屈髋旋转复位法适用于骨盆内、外旋转错位。患者取仰卧位，双下肢屈髋屈膝；医者用固定带固定患者双下肢，助手双手按压患者双侧髂前上棘，固定骨盆；医者用力向错位相反方向牵拉骨盆，可以听到轻微的"咯"复位声，操作完毕。

手法治疗后在病床上进行间断下肢牵引 6 周，牵引重量为 30 kg，以使关节间隙增宽，血液微循环得以恢复，股骨头有生长空间。

第二章　正骨手法

第一节　骨折手法

一、骨折正骨手法

1. 拔伸法

拔伸是正骨手法中的重要步骤，用于克服肌肉拮抗力，矫正患肢的重叠以恢复肢体的长度。按照"欲合先离，离而复合"的原则，开始拔伸时，肢体先保持在原来的位置，沿肢体的纵轴，由远近骨折段做对抗牵引。再按照整复步骤改变肢体的方向，持续牵引。牵引力的大小以患者肌肉强度为依据，要轻重适宜，持续稳妥。小儿、老年人及女性患者，牵引力不能太大。反之，青壮年男性患者，肌肉发达，牵引力应加大。对肌群丰厚的患肢，如股骨干骨折应结合骨牵引，但肱骨干骨折，虽肌肉发达，在麻醉下骨折的重叠移位容易矫正，如果用力过大，会使断端分离，以致不愈合。（见图 2 - 42）

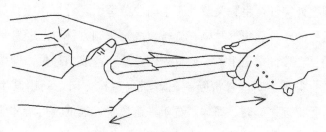

图 2 - 42　拔伸法

2. 旋转法

本法主要矫正骨折断端的旋转畸形。单轴关节（只能屈伸的关节），只有将远骨折段连同与之形成一个整体的关节远端肢体共同旋向骨折近端所指的方向，畸形才能矫正，重叠移位也能较省力地克服。因此，肢体有旋转畸形时，可由术者手握其远段，在拔伸下围绕肢体纵轴向左或向右旋转，以恢复肢体的正常生理轴线。（见图2-43）

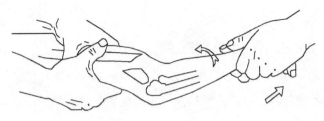

图 2-43 旋转法

3. 屈伸法

医者一手固定关节的近段，另一手握住远段沿关节的冠轴摆动肢体，以整复骨折脱位。如伸直型的肱骨髁上骨折，须在牵引下屈曲，屈曲型则须伸直。伸直型股骨髁上骨折可以在胫骨结节处穿针，在膝关节屈曲位牵引；反之，屈曲型股骨髁上骨折，则需要在股骨髁上处穿针，将膝关节处于半屈曲位牵引，骨折才能复位。骨折端常见的4种移位（重叠、旋转、成角、侧方移位）经常是同时存在的，在拔伸牵引下，一般首先矫正旋转及成角移位，即按骨折的部位、类型，明确骨折断端附着肌肉牵拉方向，利用其生理作用，将骨折远端旋转、屈伸，置于一定位置，远近骨折端才能以轴线相对，重叠移位也能较省力地矫正。（见图2-44）

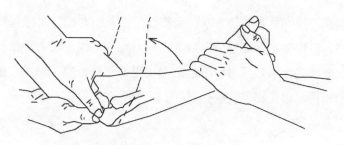

图 2-44　屈伸法

4. 提按法

重叠、旋转及成角畸形矫正后，侧方移位就成了骨折的主要畸形。对于侧方移位，医者掌、指分别置于骨折断端的前后或左右，用力夹挤，迫其就位。侧方移位可分为前后侧移位和内外侧移位。前后侧（即上下侧或掌背侧）移位用提按手法。操作时，医者两手拇指按突出的骨折一端向下，两手四指提下陷的骨折另一端向上。（见图 2-45）

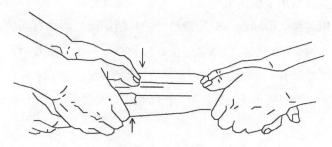

图 2-45　提按法

5. 端挤法

内外侧（即左右侧）移位用端挤手法。操作时，医者一手固定骨折近端，另一手握住骨折远端，将向外突出的骨折端向内挤迫。通常用四指向医者方向用力谓之端，用拇指反向用力谓之挤。经过提按端挤手法，骨折的侧方移位即得以矫正。但在操作时手指用力要适当，方向要正确，部位要对准，着力点要稳固。医者手指与患者皮肤要紧密接触，通过皮下组织直接用力于骨折端，切忌在皮肤上来回摩擦，以免损伤皮肤。（见图2-46）

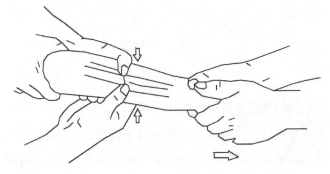

图2-46　端挤法

6. 摇摆法

摇摆法适用于横断型、锯齿型骨折。经过整骨手法，一般骨折基本可以复位，但横断型、锯齿型骨折其断端间可能仍有间隙。为了使骨折端紧密接触，增加稳定性，医者可用两手固定骨折部，由助手在维持牵引下轻轻地左右或前后方向摆动骨折的远段，待骨折断端的骨擦音逐渐变小或消失，则骨折断端已紧密吻合。（见图2-47）

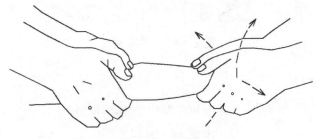

图2-47　摇摆法

7. 触碰法

触碰法又称叩击法，用于须使骨折部紧密嵌插者。横型骨折发生于干骺端时，骨折整复夹板固定后，医者可用一手固定骨折部的夹板，另一手轻轻叩击骨折的远端，使骨折断端紧密嵌插，复位更加稳定。（见图 2-48）

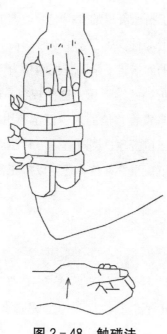

图 2-48　触碰法

8. 分骨法

分骨法主要用于矫正两骨并列部位的骨折，如尺桡骨双骨折及胫腓骨、掌骨与跖骨骨折等，骨折段因受骨间膜或骨间肌的牵拉而呈相互靠拢的侧方移位。整复骨折时，可用两手拇指及食指、中指、无名指由骨折部的掌背侧对向夹挤两骨间隙，使骨间膜紧张，靠拢的骨折端分开，远近骨折段相对稳定，并列双骨折就像单骨折

一样一起复位。（见图 2 - 49）

9. 折顶法

本法适用于横断型或锯齿型骨折，如患者肌肉发达，单靠牵引力量不能完全矫正重叠移位时，可用折顶法。医者两手拇指抵于患者突出的骨折一端，其他四指重叠环抱于下陷的骨折另一端，在牵引下两拇指用力向下挤压突出的骨折端，加大成角，依靠拇指的感觉，估计骨折的远近端骨皮质已经相顶时，而后骤然反折。反折时环抱于骨折另一端的四指将下陷的骨折端猛力向上提起，而拇指仍然用力将突出的骨折端继续下压，这样较容易矫正重叠移位畸形。用力的大小，由原来重叠移位的多少而定。用力的方向可正可斜。单纯前后移位者，正位折顶；同时有侧方移位者，斜向折顶。通过这一手法不但可以解决重叠移位，还可以矫正侧方移位。此法多用于前臂骨折。（见图 2 - 50）

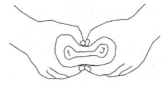

图 2 - 49　分骨法

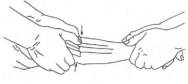

图 2 - 50　折顶法

10. 回旋法

本法多用于矫正背向移位的斜形、螺旋形骨折，或有软组织嵌入的骨折。有软组织嵌入的横断骨折，须加重牵引，使两骨折段分离，解脱嵌入骨折断端的软组织，而后放松牵引，医者分别握远近骨折段，按原来骨折移位方向逆向回转，使断端相对，从断端的骨擦音来判断嵌入的软组织是否完全解脱。背向移位的斜面骨折，即使用大力牵引也难使断端分离，因此必须根据受伤的力学原理，判断背向移位的途径，以骨折移位的相反方向，施行回旋方法。操作时，必须谨慎，两骨折段须相互紧贴，以免损伤软组织，若回旋时感到有阻力，应改变方向，使背向移位的骨折达到完全复位。（见图2-51）

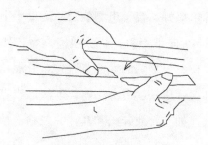

图 2-51　回旋法

11. 足蹬法

本法通常由一个人操作，常用在肩、肘关节脱位以及髋关节脱位。以肩关节脱位为例，患者仰卧，医者立于患侧，双手握住伤肢腕部，将患肢伸直并外展，医者用足底蹬于患者腋下（左侧脱位用左足，右侧脱位用右足），足蹬手拉，缓慢用力拔伸牵引。在牵引过程中将患肢外旋、内收，同时足跟轻轻用力向外支撑肱骨头，即可复位。（见图 2-52）

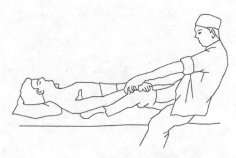

图 2-52　蹬顶法

12. 杠杆法

本法是利用杠杆为支撑点，力量较大，多用于难以整复的肩关节脱位或陈旧性脱位。采用一根长为1 m、直径为 4～5 cm的圆木棒，中间部位以棉垫裹好，置于患侧腋窝，两助手上抬，术者双手握住腕部，并外展 40°向下牵引，解除肌肉痉挛，使肱骨头摆脱盂下的阻挡，容易复位。整复陈旧性关节脱位，外展角度需增大，各方面活动范围亦加大，以松解肩部粘连。本法因支点与牵引力量较大，活动范围亦大，如有骨质疏松和其他并发症应慎用，并注意勿损伤神经血管。此外，尚有椅背复位法、梯子复位法等，均属杠杆法。（见图 2-53）

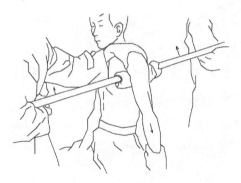

图 2-53 杠杆法

第二节 脱位手法

脱位，又称脱臼。由于外力的作用，使构成关节的骨端关节面脱离正常位置，引起关节功能障碍，称为关节脱位。关节脱位多发生在运动范围较大、活动较频繁的关节。在大关节脱位中，以肩关节为最多，其次为肘关节、髋关节及颞颌关节。上肢脱位较下肢脱位多见。患者以青壮年男性为多，儿童与老人较少。儿童脱位常合并骨骺分离。

一、脱位的病因

关节脱位的病因往往不是单一的，而是外因与内因共同作用的结果。

（一）外因

外伤性脱位多由直接暴力或间接暴力作用所致，常表现有跌仆、挤压、扭转、冲撞、坠落等损伤。

（二）内因

关节脱位与性别、年龄、职业、关节生理结构和关节的病变有密切关系。外伤性脱位多见于青壮年，儿童和老年人较少见。由于男性野外工作较多，工作量大，关节活动范围也较大，因此男性关节脱位多见于女性。

关节的局部解剖特点及生理功能与发病原因密切相关，如肩关节的关节盂小而浅，肱骨头较大，关节囊的前下方较松弛，且肌肉少，加上关节活动范围大，活动较频繁，受伤机会较多，故肩关节较易发生脱位。

由于先天性关节发育不良，体质虚弱，关节囊和关节周围韧带松弛导致关节脱位者，称为先天性关节脱位。关节内病变或近关节的病变，可发生骨端或关节面损坏，因此而引起的关节脱位者称病理性脱位。首次关节脱位，治疗不当或失治，形成陈伤，造成2次或2次以上反复脱位者，称之习惯性脱位。年老体弱者，肝肾亏虚，肌肉萎缩，经筋松弛，易发生关节脱位，尤以颞颌关节脱位多见。

二、脱位的病理

外力超过关节正常所能承受的应力时，骨关节面的正常关系遭到破坏，关节囊不同程度的破裂（半脱位和颞颌关节脱位例外），周围韧带、肌腱、肌肉常有撕裂，使构成关节的骨端关节面超过正常运动范围而发生脱位。

如损伤暴力过大，常合并血管神经损伤，甚至骨端穿破皮肤，造成开放性脱位。脱位伴骨折、关节面挤压骨折、关节面软骨损伤等，也是临床上常见的病理性改变。

三、脱位的诊断

关节脱位主要根据临床表现及影像学检查进行诊断。

（一）临床一般症状

1. 疼痛和压痛

关节脱位时，关节囊和周围的软组织常有撕裂性损伤，因而局部会出现不同程度的疼痛。体格检查时该局部出现压痛，范围较骨折广泛，活动时疼痛加剧。

2. 肿胀

关节脱位时，关节周围软组织损伤，血管破裂，筋肉出血，组织液渗出，充满关节囊内外，继发组织水肿，因而在短时间内出现肿胀，严重者甚至出现张力性水疱。

3. 功能障碍

关节脱位后关节结构失常，关节周围肌肉损伤，出现反射性肌肉痉挛，加之疼痛，患者精神紧张怕痛而不敢活动，造成脱位关节的部分活动功能障碍或完全丧失，一般包括主动运动和被动运动。

（二）特有体征

1. 关节畸形

关节脱位后，该关节的骨端脱离了正常位置，关节周围的骨性标志相互发生改变，破坏了肢体原有轴线，与健侧对比不对称，因而发生畸形。如肩关节前脱位后呈"方肩"畸形。（见图 2-54）

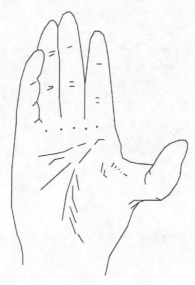

图 2-54　关节畸形

2. 弹性固定

脱位后，骨端位置发生改变，关节周围未撕裂的肌肉痉挛、收缩，可将脱位后的骨端保持在特殊位置上，在对脱位关节做任何被动运动时，虽然有一定活动度，但存在弹性阻力，当去除外力后，脱位的关节骨端又回到原来的特殊位置，这种体征称为弹性固定。如肩关节前脱位可弹性固定于肩外展 20°～30°的位置。

3. 关节盂空虚

构成关节的一侧骨端关节面完全脱离了关节盂，造成关节盂空虚，触摸该关节时，可发现原关节处出现凹陷、空虚。表浅关节比较容易触摸辨别。（见图 2 - 55）

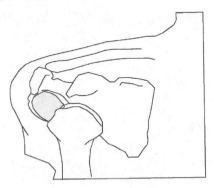

图 2 - 55 关节盂空虚

4. 异位骨端

关节脱位后，触诊关节周围变化，常可发现脱位的骨端。（见图2 - 56）

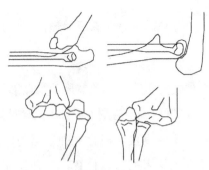

图 2 - 56 异位骨端

（三）影像学检查

X射线检查结果可明确诊断和鉴别诊断，可显示关节有无脱位及脱位方向、程度及是否合并骨折等。（见图 2−57）对于某些复杂性脱位，必要时可进行 CT、三维重建 CT、MRI 检查，明确脱位的方向和程度以及是否合并骨折及血管、神经、内脏损伤。

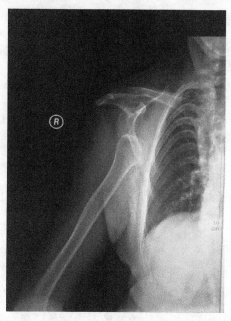

图 2−57　X 射线检查结果

四、脱位的治疗

如整复骨折一样，脱位的治疗要求医者施行手法前要全面掌握病情，进行详细的体格检查，结合 X 射线片检查所见，明确诊断，分清是全脱位还是半脱位，以及确定脱出方向；注意有无并发症，如骨折、神经血管损伤等。在手法整复之前，要做好充分准备，选好助手并做好分工，准备复位与固定的用具，使用必要的麻醉止痛措施；同时，做好患者的思想工作，减少患者的紧张和顾虑。在整复过程中，根据病情选择有效的复位方法，避免使用暴力，医者精力要集中，手法要熟练灵活，动作要轻巧，掌握用力大小和方向，且密切注意患者的反应及局部变化。脱位如伴有骨折时，应先整复脱位，后整复骨折。

（一）脱位复位手法操作

综合各种脱位复位手法，一是解除软组织的紧张痉挛，使脱位的骨端关节摆脱在异常位置的阻挡；二是利用杠杆原理，以医者手足或器具为支点，通过屈伸回旋、端提捺正等手法使脱位关节得以复位。

1. 手摸心会

通过手法触摸伤部，可进一步辨明关节脱位的程度和方向，做到心中有数。

2. 拔伸牵引法

按照"欲合先离，离而复合"的原则，对脱位关节进行拔伸牵引，可克服关节周围肌肉因解剖异常与疼痛而引起的痉挛性收缩。牵引时，由一位助手固定脱位关节的近端肢体，另一位助手握住伤肢远端进行对抗牵引，牵引力量和方向根据病情而定。在牵引过程中，可同时施行屈曲、伸直、内收、外展及旋转等手法。（见图 2－58）

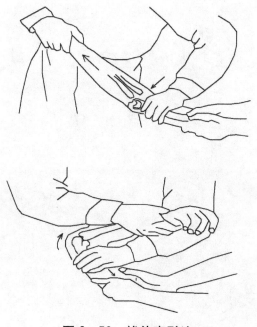

图 2-58　拔伸牵引法

3. 屈伸回旋法

此法临床极为常用，适用于肩关节脱位、髋关节脱位等。当肩关节发生脱位后，肱骨头可被关节囊、肌腱或韧带等软组织卡住或锁住，如果单纯纵向牵引，则越牵引越紧，必须配合屈伸回旋手法，使其循脱位于原路复位。如髋关节脱位，操作时须在屈髋屈膝位牵引，同时内收屈曲大腿，再外展、外旋、伸直患肢。本法因杠杆原理用力较大，若患者伴有骨质疏松症应慎用。（见图 2-59）

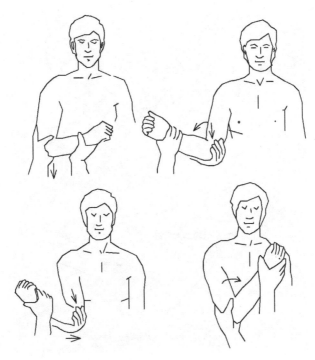

图 2 - 59　屈伸回旋法

4. 端提捺正法

本法是端、提和捺正（挤、按）手法的综合应用，或单用其中一法，适用于各种脱位，常与拔伸牵引配合使用。如肩关节脱位，医者以手端托肱骨头使之复位；桡骨头半脱位，以拇指向内下挤桡骨头使之复位。（见图 2 - 60）

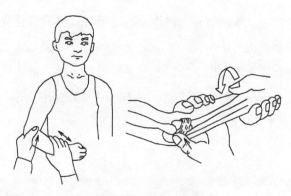

图 2-60 端提捺正法

5. 足蹬膝顶法

（1）足蹬法。本法通常一人操作，适用于肩、肘及髋关节脱位。以肩关节脱位为例，患者仰卧，医者立于患侧，双手握住伤肢腕部，将患肢伸直并外展，然后医者用足底蹬于患者腋下（左侧脱位用左足，右侧脱位用右足），足蹬手拉，缓慢用力拔伸牵引。在牵引过程中将患肢外旋、内收，同时足跟轻轻用力向外支撑肱骨头，即可复位。（见图 2-61）

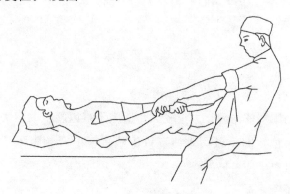

图 2-61 足蹬法

（2）膝顶法。本法可一人操作，适用于肩、肘关节脱位。以肘关节脱位为例，患者取坐位，术者立于患侧，一手握患肢上臂，另一手握腕部，膝关节屈曲，足蹬在患者坐的椅子上，将膝放在患肘前，顶压肱骨下端，握腕之手须前臂方向用力牵引并屈肘，一般即可复位。（见图2-62）

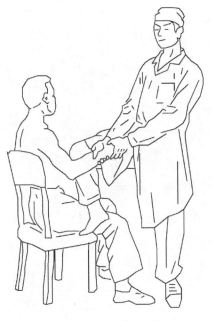

图2-62　膝顶法

6. 杠杆支撑法（亦称杠抬法）

本法利用杠杆原理，力量较大，适用于难以整复的肩关节脱位或陈旧性脱位。助手以圆木棒裹以棉垫置于患者侧腋下，向上抬起；医者以双手握患肢腕部，使肩外展40°并向下对抗牵引。杠杆在腋下形成力的支点，复位一般较容易。对陈旧性脱位者，整复前必须进行广泛的软组织松解。对骨质疏松或老年患者，本法应慎

用。另外，使用本法应注意充分保护好软组织，防止损伤神经、血管。（见图2-63）

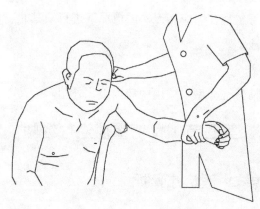

图2-63　杠杆支撑法

（二）整复手法

明确诊断后根据关节脱位的类型，移位的方向、程度以及并发症的情况，有针对性地选择整复手法，争取一次复位成功。

1. 复位

一般脱位的复位不需麻醉。在全身条件允许的情况下，采用手法整复，愈早愈好，因为脱位早期，局部肿胀不严重。施行手法复位，应充分利用解剖特点和生物力学原理，轻巧灵活地施行手法，切忌采用粗暴手法整复，以免增加新的创伤。脱位合并近关节的骨折，先整复脱位，再处理骨折。

2. 固定

复位成功后，应将患肢固定在合适位置，固定时间须充足，一般固定2~3周，使撕裂的关节囊及软组织修复愈合，以免发生再脱位而形成习惯性脱位。

3. 练功

脱位在固定期间及去除固定后的功能锻炼是恢复肢体功能的重要环节，不可忽视。但应在无痛的情况下进行，禁止可能导致关节重新脱位的活动。

4. 药物治疗

根据病情辨证分型，应用中药内服、外用。

第三节　骨伤重症治疗经验

一、传统中医治疗骨折

传统中医正骨手法治疗骨折，常采用手法整复、小夹板固定、中药内治或外用、功能锻炼等方法，适用于各部位、各类型的骨折，对绝大多数的骨折具有骨折对位较好、愈合快、疗程短、功能恢复好、病人痛苦少、治疗费用低、并发症少等优点。

（1）骨折整复做到"早""一""好"。"早"是指整复时间越早越好，最理想的整复时间是在伤后 4 小时内进行，这时局部肿胀不严重，疼痛不太敏感，有利于手法整复。如就医前不在理想时间内整复，患者来诊后要在全身与局部允许的情况下，尽可能早的进行整复。"一"是指整复时尽可能争取一次成功，因为多次整复容易伤及筋脉。"好"是指要求功能对位为主，不强求解剖对位，要求对线要好，以日后恢复功能与体力劳动为目标。

（2）骨折固定做到"牢""适""少"。"牢"是指固定要牢固；"适"是指患者感舒适；"少"是指在不影响牢固的前提下，材料使用要少一些。尽可能用杉木、竹片、硬纸板等做外固定小夹板，多采用不超关节外固定，关节内或靠近关节采用超关节固定。

（3）练功做到"早""常""好"。"早"是指练功时间越早越好，一般整复以后马上开展功能锻炼；"常"是指坚持经常性的功能锻炼；"好"是指要有良好的练功方法，早期以肢体肌肉收缩活动为主，中期可做关节活动，后期做生理范围内的各种活动。

（4）内服中药做到"破""和""补"。"破"是指早期用活血化瘀、消肿止痛之法，"和"是指中期用和血生新、续筋接骨之法，"补"是指后期用补肝肾、舒筋通络之法。

二、中药内治骨折后遗症

（一）一般辨证分型

1. 气血瘀滞型

症见肢节麻痛或剧痛难忍，夜间为甚，多见于中老年人，局部有轻度肿或不肿，舌红苔薄或薄白，脉细数。治宜活血散瘀止痛。方用痛安汤（丹参18 g，白芍12 g，两面针12 g，三七9 g，降香9 g，煅龙骨30 g，炙甘草5 g），加土鳖虫6 g，路路通9 g，炮甲5 g，白花蛇舌草12 g。

2. 阴虚肺热型

症见患肢肌萎缩，皮肤干燥、削裂，并有气力不足或气喘，咳嗽痰少，腹胀，口干，舌红苔薄白，脉细弱。治宜滋阴润肺理脾。方用生地四物汤，加桑白皮12 g，石斛12 g，麦冬12 g，百合12 g，沙参12 g，党参12 g，淮山15 g。

3. 风寒湿痹型

多为关节骨折或脊柱骨折后遗症，与天气变化有关，表现为局部疼痛，怕冷，舌胖淡红，苔白腻，脉细滑。治宜祛风散寒胜湿。方用舒筋汤（当归12 g，羌活6 g，赤芍12 g，白术12 g，海桐皮

12 g，甘草5 g，加独活12 g，细辛3 g，防风5 g，土茯苓15 g，千斤拔15 g）。

4. 气阴失调型

症见患肢无力，自汗，畏寒，舌淡苔白，脉细弱，此多为阳虚；或患肢无力，灼热，畏热，盗汗多，舌红苔白，脉细数，此多为阴虚。阳虚者治宜补气敛阳，方用四君子汤（党参12 g，白术12 g，茯苓12 g，甘草5 g），加浮小麦12 g，麻黄根12 g，黄芪15 g，合欢皮12 g；阴虚者治宜益阴固表，方用大补阴丸（熟地12 g，龟板15 g，知母6 g，黄柏6 g，猪脊髓12 g，加石斛12 g，五味子6 g，麻黄根12 g）。

5. 肝肾亏损型

症见骨折迟缓愈合或不愈合，局部酸痛，腰腿酸软，头晕眼花，舌淡苔白，脉沉细。治宜滋补肝肾。如阴虚者，方用六味地黄汤（熟地12 g，淮山15 g，山茱萸12 g，泽泻12 g，丹皮12 g，茯苓15 g），加五味子6 g，乌药12 g；如阳虚者，方用附桂八味丸（六味地黄汤加附子6 g，肉桂3 g），加巴戟天12 g，菟丝子12 g，杜仲12 g。

6. 骨蒸劳热型

症见肢节胀痛发热，或兼手足心发热，舌红有瘀斑，苔黄，脉细数。方用丹栀逍遥散（丹皮12 g，栀子12 g，柴胡12 g，白芍12 g，枳壳6 g，桑枝15 g，地骨皮12 g，当归12 g，桑白皮12 g），加石斛12 g，麦冬12 g。

上药用法：中药水煎服，每天一副，分2次服，如病情有变化，可适当辨证加减。每3～5天复诊一次，连续观察1个月左右。

（二）临床经验介绍

1. 肢体皮肤干涩削脱

为脾肺血燥所致。治则滋阴凉血。方用生地四物汤加桑白皮 12 g，石斛12 g，麦冬12 g，甘草5 g。

2. 肢节肿胀僵硬

为脾不健运所致。治则健脾祛湿。方用四君子汤加祛湿药。

3. 肢体无力

为气虚湿重所致。治则补气祛湿。方用补中益气汤加补气利湿药。补中益气汤：人参5 g，黄芪12 g，当归12 g，橘皮12 g，升麻 9 g，柴胡9 g，白术9 g，炙甘草5 g。

4. 肢体麻木

为血虚风乘所致。治则养血祛风。方用四物汤，加全蝎6 g，蜈蚣1条，地龙6 g，独活12 g，羌活6 g。

5. 阴雨作痛

为瘀血未尽又感寒湿之邪所致。治则散瘀祛寒湿。方用独活寄生汤加减。

6. 劳累作痛

为伤后过劳所致。治则补气血祛瘀。方用八珍汤加三七9 g，花旗参12 g。

7. 肢节胀痛抽搐

为瘀血未尽、风乘扰乱所致。治则祛瘀解痉。方用芍药甘草汤，加丹参15 g，赤芍15 g，土鳖6 g，归尾12 g，牛膝12 g，木瓜 12 g。

8. 肢节胀痛发热

头痛、手心热、舌尖红。治则清热祛瘀。方用丹栀逍遥散（柴胡12 g，当归身9 g，白术9 g，白芍12 g，茯苓12 g，甘草5 g，丹皮12 g，栀子12 g），加肉桂3 g。烦躁不眠、尿少者，加用导赤散（生地15 g，竹叶9 g，木通6 g，生甘草5 g）。

9. 肢体自汗或盗汗

为阳虚自汗、阴虚盗汗所致。治则自汗者补阳，盗汗者补阴。自汗者方用四君子汤，加小麦12 g，麻黄根12 g，黄芪15 g，合欢皮12 g；盗汗者方用大补阴丸（熟地12 g，龟板15 g，黄柏6 g，知母9 g），加石斛12 g，五味子6 g，麻黄根12 g。

10. 肢节麻痛、剧痛难忍

为瘀邪未尽又加瘀阻所致。治则和血祛瘀止痛。方用痛安汤（丹参18 g，白芍12 g，两面针12 g，煅龙骨20 g，三七9 g，降香9 g，炙甘草5 g），加白花舌蛇草12 g，葛根12 g，细辛3 g，首乌12 g，土鳖虫6 g。

11. 脏燥症

为脏腑失调所致。治则调理脏腑。方用五脏养生解毒汤（莲子15 g，枸杞子15 g，炒薏苡仁15 g，百合15 g，大枣15 g，绿豆15 g），加小麦15 g。

12. 身体虚弱、骨折迟缓愈合或不愈合

方用鹿角胶9 g（另烊），补骨脂12 g，炮甲5 g，黄芪20 g，首乌15 g，红花6 g，川芎12 g，肉苁蓉12 g，土鳖6 g，路路通6 g，土茯苓15 g，鸡内金9 g，甘草5 g，加花旗参8 g，三七9 g，陈皮9 g。

三、中医中药治疗外伤重危症

（一）闭证

证见病邪炽盛致神志不清或烦躁不安，面颧潮红，二便不通，汗出不扬，两手握固，脉弦细或弦数有力，舌质红绛，苔灰黄，血压偏高或正常等。此证多见于脑震荡或脑挫伤、毒血症、脂肪栓塞综合征。治则清心开闭、祛邪解毒。方用通窍活血汤（川芎9 g，赤芍12 g，红花6 g，桃仁12 g，鲜生姜9 g，老葱9 g，大枣9 g，麝香0.05 g），加石菖蒲9 g，钩藤9 g，金银花9 g，蝉衣4 g，泽泻12 g，或加服安宫牛黄丸1粒分2次送服。

（二）脱证

证见正气衰脱、表情淡漠或时烦时闷，面色苍白，四肢无力或厥冷，两手撒开，多汗，或有二便失禁，脉细弱或虚或细数无力。舌质淡或红，苔白或灰或无苔，血压偏低。此证多见于创伤性休克、出血性休克等。治则扶正固脱、祛痰解毒。偏阴脱者方用生脉散（人参9 g，麦冬12 g，五味子6 g）；偏阳脱者方用参附汤（人参12 g，附子8 g），再加红花6 g，三七9 g，金银花10 g，蝉衣5 g，丹参18 g。必要时行输液、输血等对症治疗。

第三章　小儿推拿手法

第一节　小儿推拿手法概论

一、小儿推拿研究简史

小儿推拿又称小儿按摩，是根据婴幼儿的生理病理特点，在其体表的特有穴位或特定部位进行推拿按摩的方法。

小儿推拿在中国已有 2000 多年的历史。早在唐代孙思邈的《备急千金要方》中就曾记载："小儿虽无病，早起掌摩其囟上及手足心，能避风寒。"唐代医书《外台秘要》中提到："婴幼儿夜啼至明不安寐……摩头与脊验。"到了明清时期，小儿推拿形成了独立的体系。四明陈氏所编著的《按摩经》（又称《小儿按摩经》）为小儿推拿最早的著作，被收载在杨继洲的《针灸大成》（1601 年）之中。陈氏依据中医传统，提出治病当"视病之虚实，虚则补其母，实则泻其子"。陈氏认为："小儿之疾，并无七情所干，不在肝经，即在脾经；不在脾经，即在肝经。其疾多在肝、脾两脏。"在诊法上，陈氏指出当"先观形色，切脉次之"，同时还要注意验指纹的方法；在辨证上，陈氏提出要"先别五脏，各有所主，次探表里虚实之由"。对小儿推拿穴位，除日常通用的经络穴位之外，还记载了数十个特定穴位。小儿推拿手法有数十种，除掐揉按穴之法外，还有推、运、搓、摇、摩等，并有复氏操作法 18 种。新中国成立后，在国家的重视和中医政策的鼓励下，小儿推拿得到了很大发展，应用现代科学手段研究小儿推拿的工作不断开展和深入。经临床研究证实，小儿推拿能促进婴幼儿的生长发育，能使婴幼儿安然入睡，并能增强机体的抗病能力。

二、小儿生理病理特点

小儿的生理特点为脏腑娇嫩，形气未充；生机蓬勃，发育迅速。病理特点为发病容易，传变迅速；脏气清灵，易趋康复。

1. 脏腑娇嫩，形气未充

脏腑是指五脏六腑；形是指形体结构，即四肢百骸、精血津液；气是指生理活动功能，诸如肺气、脾气、肾气等。小儿时期机体各器官的形体发育和生理功能都是不成熟和不完善的，脏腑的形气都表现为不足，其中以肺、脾、肾三脏尤为突出。

2. 生机蓬勃，发育迅速

"儿之初生，如木方萌"，小儿处于生长发育的旺盛时期，年龄越小，发育速度越快。无论在形体增长方面还是功能活动方面均不断趋向完善。历代医家据此提出"纯阳"一说，如《颅囟经·脉法》："孩子三岁以下，呼为纯阳。"《医学正传·小儿科》："夫小儿八岁以前曰纯阳。"

3. 发病容易，传变迅速

小儿脏腑娇嫩，形气未充，为"稚阴稚阳"之体，年龄越小，脏腑娇嫩的表现就越突出。正是小儿机体的这种不成熟、不完善的生理特点，导致了小儿的防御能力较弱，抗病能力不强，容易被外邪所伤，出现病情多变且发作迅速的特点。

4. 脏气清灵，易趋康复

小儿的机体生机蓬勃，脏腑之气清灵，随拨随应，对各种治疗反应灵敏；并且小儿宿疾较少，病情单纯。因而，小儿之病虽具有发病容易、发病迅速的特点，但一般来说，病情好转的速度较成人快、疾病治愈的可能也较成人大。

三、小儿推拿基本知识

（1）因为患儿不能自述病情，所以在推拿治疗前，应根据病情的虚、实、寒、热给予辨证施治。

（2）推拿要遵循"顺生理，反病理"的治疗原则。推拿顺序一般是先头面部、上肢、下肢，后胸腹部、腰背部；先主穴，后配穴；先刺激量小的穴位，后刺激量大的穴位。

（3）推拿操作时，手法要熟练，用力要均匀、平稳、柔和，速度以每分钟 150～200 次为宜。

（4）手法强度应根据年龄、体质、病情而定。轻症操作用力宜轻，速度以缓，每日 1 次；重症操作用力可稍重，速度稍快，每日 1～2 次。

（5）每次推拿为 20～30 min，也可更长些。

四、小儿推拿注意事项

因小儿皮肤柔嫩，所以推拿时应注意以下几点。

（1）医者的手要清洁，推拿前应修剪好指甲，并清洁手指。冬天要注意保持手部的温暖。

（2）应在婴幼儿进食前推拿，过饥、过饱都不适合推拿。

（3）推拿前应准备好橄榄油、爽身粉做润滑剂用，既能防止推拿时擦破皮肤，又能增加推拿疗效。

第二节 小儿推拿手法及穴位

一、小儿推拿手法

（一）推法

【方法】医者以右手拇指侧或食指、中指并拢，在选定穴位上快速而有节律地直线推擦。

【操作要领】用拇指侧或食指、中指在患儿手指掌面或前臂施以推法时，应快速而有节律地单方向推擦，每分钟150～200次。推擦时稍加压力。（见图2-64）

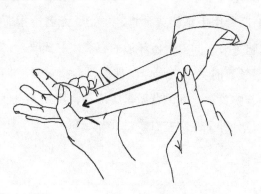

图2-64 推法

（二）揉法

【方法】医者用手掌大鱼际、掌根部分或手指螺纹面，吸定于一定部位或穴位上，做轻柔回旋式按揉。

【操作要领】手腕放松，以腕关节连动前臂一起做回旋活动。腕部活动幅度可逐步扩大，动作要轻柔，速度为每分钟120～160次。（见图2-65）

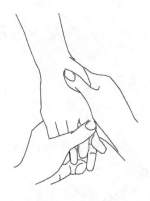

图 2－65　揉法

（三）*摩法*

【方法】医者用手掌面或食指、中指、无名指指面附着于一定部位上，以腕关节连同前臂做环形的有节律的抚摩。

【操作要领】肘关节微屈，腕部放松，指掌自然伸直；指掌着力部分要随着腕关节连同前臂做盘旋活动，用劲要自然；摩动时要缓和协调，每分钟 120 次左右。（见图 2－66）

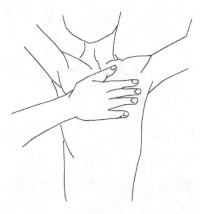

图 2－66　摩法

（四）捏法

【方法】医者用拇指、食指、中指三手指捏拿肌肤。捏脊法是用拇指桡侧缘顶住皮肤，食、中二指前按，三指同时用力提拿肌肤，双手交替捻动向前推行；或食指屈曲，用食指中节桡侧缘顶住皮肤，拇指前按，二指同力提拿肌肤，双手交替捻动向前推行。

【操作要领】捏拿肌肤不宜过多，但也不宜过少；捏拿时手法不宜过重，但也不宜过轻；捏拿时不要拧转肌肤；操作时，当先捏肌肤，次提拿，再捻动，后推动，交互协调。（见图 2-67）

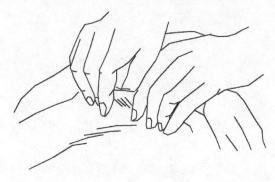

图 2-67　捏法

（五）运法

【方法】医者用拇指螺纹面或中指螺纹面，由此穴向彼穴或在穴周围做弧形或环形推动。因常用指进行推动，故又称指运法。

【操作要领】做运推法时，宜轻不宜重，用指端在皮表进行，不带动皮下组织。运法宜缓不宜急，每分钟 80～120 次。

（六）搓法

【方法】医者用双手的掌面挟住一定部分，相对用力做快速的搓、转或搓摩，并同时做上下往返移动。

【操作要领】双手用力要对称，搓动要快，移动要慢。搓法用于上肢时，要使上肢随手法而略微转动；搓法用于腰背、胁肋时，主要是搓摩动作。

（七）拿法

【方法】医者用大拇指和食指、中指，或用大拇指和其余四指对称用力。提拿一定部位和穴位，进行一松一紧的拿捏。

【操作要领】拿法动作要缓和而有连贯性，不要断断续续，用劲要由轻到重，不能突然用力。（见图 2-68）

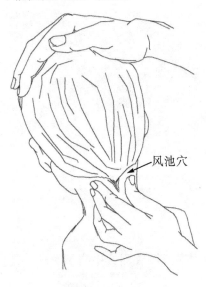

风池穴

图 2-68　拿法

（八）掐法

【方法】医者用拇指指甲或拇指、食指指甲按刺穴位。

【操作要领】手握空拳，拇指伸直，紧贴于食指桡侧缘。用拇指指甲垂直用力按压患部，不得因抠动而掐破皮肤。

二、小儿推拿常用穴位及方法

（一）推天门穴

【位置】天门穴位于两眉头的中点至前发际。

【手法】医者两拇指放在患儿两眉头的中央，两拇指交替向前发际直推 50～100 次。（见图 2－69）

【功效】疏风解表，安神定惊。主治感冒、发热、咳嗽、惊吓等。

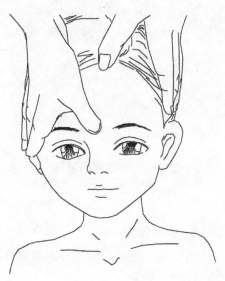

图 2－69　推天门穴

（二）推坎宫穴

【位置】坎宫位于眉头至眉梢。

【手法】医者两拇指自患儿眉头向眉梢分推 50～100 次。

【功效】解表安神。主治感冒、发热、烦躁不宁等。

（三）推拿风池穴

【位置】风池穴位于颈后大筋外缘与后头部相交处。

【手法】推风池：两拇指按于风池穴，沿大筋外缘向肩部轻轻反复推擦50次；拿揉风池：拇指和食指按于风池穴，轻轻拿与揉5～10次。（见图2-70）

【功效】疏风解表。主治感冒、咳嗽等。

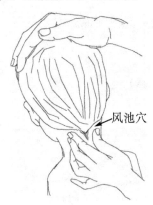

图2-70 推拿风池穴

（四）补脾经

【位置】拇指桡侧（外侧缘），自指尖到指根成一直线。

【手法】医者拇指指腹放在患儿拇指外侧缘，自指尖向掌侧直推200～300次。（见图2-71）

【功效】补脾健胃，补益气血。主治腹泻、厌食、食积、咳嗽等。

118

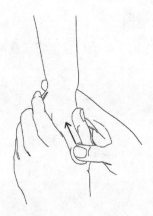

图 2-71　补脾经

（五）清肝经

【位置】食指末节掌面。

【手法】医者拇指指腹放在患儿的食指末节掌面，自掌侧向指尖直推 100～300 次。（见图 2-72）

【功效】平肝，泻火，镇惊。主治惊吓、夜啼、惊风抽搐等。

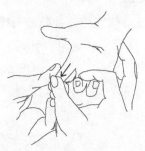

图 2-72　清肝经

（六）清心经

【位置】中指末节掌面。

【手法】医者拇指指腹放在患儿中指末节掌面，自掌侧向指尖

119

直推100～300次。(见图2-73)

【功效】退心火之热。主治口舌生疮、夜啼、尿黄等。

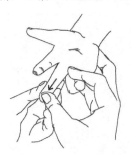

图2-73 清心经

(七)清补肺经

【位置】无名指掌面。

【手法】医者拇指指腹放在患儿无名指掌面,自指根向指尖直推100～300次,称清肺经;自指尖向指根直推,称补肺经;反复直推,称推肺经。(见图2-74)

【功效】清肺经能清热宣肺,补肺经与推肺经能补益肺气。主治:清肺经用于治疗感冒、咳嗽等,补肺经或推肺经用于治疗咳喘、自汗、盗汗等。

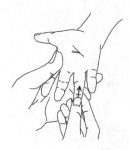

图2-74 清补肺经

（八）补肾经

【位置】小指掌面。

【手法】医者拇指指腹放在患儿小指掌面，自指尖向指根直推200～300次。（见图2-75）

【功效】补肾益脑。主治遗尿、盗汗、咳喘、口舌生疮等。

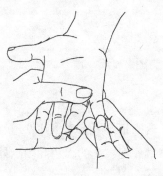

图2-75 补肾经

（九）清补大肠

【位置】食指桡侧（食指外侧缘）。

【手法】医者拇指指腹放在患儿食指外侧缘，自指尖向指根直推，称补大肠；自指根向指尖直推，称清大肠；反复直推，称推大肠。均推100～300次。（见图2-76）

【功效】清大肠能清利肠腑，补大肠和推大肠能温中止泻。主治：清大肠用于治疗便秘、食积等，推大肠与补大肠用于治疗腹泻、脱肛等。

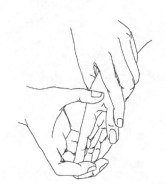

图 2-76　清补大肠

（十）揉板门穴

【位置】板门位于拇指指根下方大鱼际处。

【手法】医者拇指端放在患儿的大鱼际中点处，顺时针揉按 100 次，再逆时针揉按 100 次。（见图 2-77）

【功效】健脾和胃，消食导滞。主治消化不良、厌食、呕吐、盗汗等。

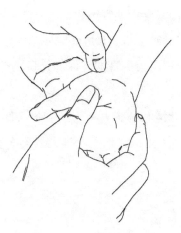

图 2-77　揉板门穴

（十一）揉小天心穴

【位置】小天心穴位于掌根横纹中间微上处（大小鱼际交接处）。

【手法】医者中指端放在患儿的大小鱼际交接处，顺时针揉按100次，再逆时针揉按100次。（见图2-78）

【功效】镇惊安神。主治惊吓、咳嗽、呕吐等。

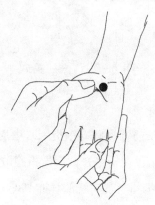

图2-78 揉小天心穴

（十二）推三关穴

【位置】三关穴位于前臂桡侧（拇指侧）由腕至肘连线上。

【手法】医者拇指、食指张开，食指放于患儿的肘横纹拇指侧，拇指指腹放于腕横纹的拇指侧，拇指向肘部直推100～300次。（见图2-79）

【功效】温阳散寒。主治咳嗽、呕吐、腹泻、脱肛、夜啼等。

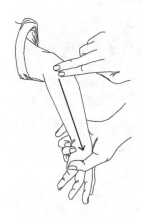

图 2 - 79　推三关穴

（十三）退六腑

【位置】六腑位于前臂尺侧（小指侧）由肘至腕的连线上。

【手法】医者拇指、食指张开，拇指指腹放于患儿肘部尺侧，食指放于腕部小指侧，拇指反复向腕部直推 100～300 次。（见图 2－80）

【功效】清热凉血。主治各种实热证、盗汗、夜啼等。

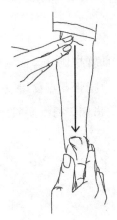

图 2 - 80　退六腑

（十四）清天河水

【位置】天河水位于前臂掌侧中央，腕至肘的正中线上。

【手法】医者食指、中指并拢放于患儿的腕部正中，指腹自腕向肘反复直推100～300次。（见图2-81）

【功效】清热泻火。主治感冒、发热、厌食、盗汗、夜啼等。

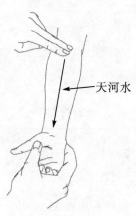

　　　　　　　　　　　　　　← 天河水

图2-81　清天河水

（十五）揉内关穴

【位置】内关穴位于掌横纹正中上2寸处。

【手法】医者拇指按于患儿内关穴。顺时针旋揉100次，再逆时针旋揉100次。（见图2-82）

【功效】理气安神。主治呃逆、呕吐、惊吓等。

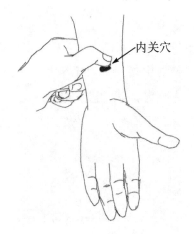

图 2-82　揉内关穴

（十六）揉膻中穴

【位置】膻中穴位于两乳头连线中点。

【手法】医者中指按于患儿膻中穴，顺时针旋揉 50～100 次，再逆时针旋揉 50～100 次。（见图 2-83）

【功效】止咳平喘。主治小儿咳嗽、哮喘等。

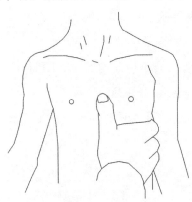

图 2-83　揉膻中穴

（十七）摩中脘穴

【位置】中脘穴位于胸骨下缘与肚脐连线之中点处。

【手法】医者拇指放于患儿中脘穴，以中脘为中心，顺时针旋揉50～100次，再逆时针旋揉50～100次。（见图2-84）

【功效】健脾和胃。主治小儿食积、呕吐、厌食等。

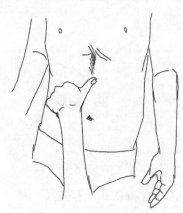

图2-84　摩中脘穴

（十八）摩腹

【位置】肚脐以下小腹部。

【手法】医者四指并拢放于患儿小腹部，做环形旋摩，顺时针旋摩50～100次，再逆时针旋摩50～100次。（见图2-85）

【功效】健脾和胃。主治腹痛、腹泻、便秘、夜啼等。

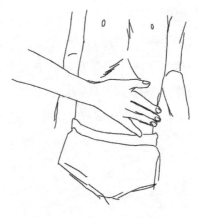

图 2-85 摩腹

(十九) 推七节骨

【位置】七节骨位于第四腰椎至尾椎骨端。

【手法】医者拇指、食指张开，食指按于第 4 腰椎棘突处，拇指按于尾骨端，拇指自尾骨端上推至食指处，反复上推 100～300 次。(见图 2-86)

【功效】温阳止泻，泻热通便。主治腹泻、便秘、脱肛、遗尿等。

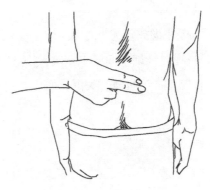

图 2-86 推七节骨

（二十）捏脊

【位置】自骶尾部至后颈部。

【手法】①患儿俯卧，医者双手半握拳，拇指在前，四指在后，捏起患儿骶部皮肤，两拇指交替向前移动，捏至颈后为1遍，反复捏捻3～5遍。②患儿俯卧，医者双手半握拳，四指在前，拇指在后，捏起骶部皮肤，双手四指交替向前移动，捏至颈后为1遍，反复捏捻3～5遍。（见图2-87、图2-88）

【功效】通经活络，增强抗病能力。主治消化不良、食积、腹泻、便秘、脱肛、厌食等。

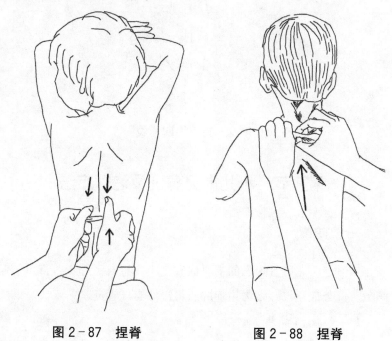

图2-87　捏脊　　　　　　图2-88　捏脊

（二十一）掐四横纹

【位置】掌侧面，食指、中指、无名指、小指的第1指间关节横纹处（横纹中点为四缝穴）。

【手法】医者用拇指指甲在四横纹处，依次掐之，继之揉按一会儿，再掐压，反复3～5次。（见图2-89）

【功效】行气，解郁。主治抽搐、腹痛、腹胀、不思饮食。

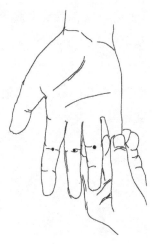

图2-89　掐四横纹

第三节　小儿常见病证及治疗方法

一、咳嗽

咳嗽是小儿肺脏疾病的主要症候之一，感冒、肺炎等都可引起咳嗽。此处仅指以咳嗽为主症的急、慢性支气管炎。

（一）病因病机

（1）外感邪气，首当犯肺。风寒或风热外侵，邪束肌表，肺气不宣，清肃失职，痰液滋生；或感受燥气，气道干燥，咽喉不利，肺津受灼，痰涎黏结，均可引起咳嗽。

（2）内伤咳嗽。平素体虚，或肺阴虚损，肺气上逆；或脾胃虚弱，健运失职，痰湿内生，上扰肺络，都可引起咳嗽。

（3）由于小儿鼻腔短小，黏膜血管丰富，没有鼻毛，易于外感风寒；喉管狭窄，淋巴组织和血管丰富，感染后易产生喉头水肿而呼吸困难；气管狭窄，黏膜柔软，血管丰富，炎症发生后易肿胀，出现呼吸喘促；乳幼儿肺泡弹性差，含气少，炎症后易被黏液堵塞，等等。

（二）治疗方法

治则：宣肺止咳。

常用推拿法：清肺经、按天突、揉乳突、搓乳根、擦膻中穴、擦肺俞。

外感咳嗽：加开天门、推坎宫、推太阳穴、拿风池穴，偏于寒者多推三关。

内伤咳嗽：加补脾经、补肾经、揉中脘、按揉足三里穴、揉肺俞、揉肾俞。

二、泄泻

泄泻是指粪便溏薄，甚至稀如水样，每日大便次数增多。以一周半岁以下小儿多见，好发于夏秋季。

（一）病因病机

（1）小儿脾胃薄弱，生机蓬勃，阴生阳长均需脾胃化生更多精微物质充盛机体，因而脾胃的负担也相对重，因此无论感受外邪、内伤乳食或脾胃虚寒均可引起脾胃失调，而成泄泻。

①感受外邪。凡暑热、湿困、寒凉等均能引起脾胃功能失调，造成泄泻。

②内伤乳食。因饮食不节或不洁，使脾胃运化失职，不能腐熟水谷，而水反为湿，谷反为滞，水谷不分并走大肠而成泄泻。

③脾胃虚弱。因小儿脾常不足，容易损伤脾胃，致使脾胃失调，清浊不分，形成泄泻。

④脾肾阳虚。脾虚及肾时，导致肾阳虚冷，命门火衰，无以温煦脾土，运化失常。

（2）西医认为，婴幼儿消化系统发育不成熟、功能不完善、神经调节差、胃酸与消化酶分泌较少、酶的活力低等是本病的内因，饮食失调、感受寒冷、肠道内感染致病性大肠杆菌或肠道病毒是本病的外因，严重时可造成体内水和电解质紊乱，引起脱水和酸中毒等危症。

（二）治疗方法

治则：健脾利湿。

常用推拿法：补脾经、推大肠、清大肠、摩腹、揉脐、揉龟尾、推上七节。

寒湿：加揉外劳宫穴、揉天枢、推脾经、按胃俞。

湿热：加清大肠、推上三关、退下六腑。

偏于食积：加清脾胃、揉中脘、顺时针摩腹、拿肚角。

偏于脾虚：加推板门、运内八卦、揉脾俞、揉胃俞、捏脊、揉足三里穴。

脾肾阳虚：加揉肾俞、推擦腰骶。

三、便秘

不能按时排便，便质坚硬干燥，或艰涩难排，称为便秘。《景岳全书》中说："大便秘结一症，在古方书有虚秘、风秘、阳结、阴结之说。此其立名太烦，又无确据，不得其要，而徒滋疑惑，不无为临证之害也。不知此证之当辨者惟二，则曰阴结、阳结而尽之矣。"

（一）病因病机

（1）饮食不节。饮食不调，食物停滞，气滞不行则郁久化热；或过食辛热厚味，以致胃肠积热，耗损津液；腑气不通，大肠传导失职，均可引起便秘。

（2）气血不足。素体虚弱或久病之后，气血不足，气虚则大肠传送无力，血虚则津液无以滋润大肠，肠道干涩，均可引起便秘。

（二）治疗方法

治则：导滞通便

常用推拿法：揉中脘、摩腹、揉龟尾、推下七节骨。

实秘：加清脾胃、清大肠、退六腑、揉天枢。

虚秘：加补脾胃、清大肠、推三关、揉天枢、捏脊、按揉足三里。

补脾经、推三关、捏脊、按揉足三里，可补养气血、健脾调中、强壮身体。

四、疳积

积是指小儿因伤乳食、停滞不化、气滞不行所形成的一种慢性消化功能紊乱综合征，以不思乳食、食而不化、体重不增、大便不调为主要特征。积久不消，则转化为疳，故有"无积不成疳""积为疳之母"之说。

疳是指小儿饮食失调，喂养不当，脾胃虚损，运化失权，以病程缓慢、形体消瘦、毛发枯憔、发育迟缓、神疲乏力为特征。

疳与积互为因果，关系密切，故统称疳积。

（一）病因病机

（1）乳食伤脾。由于喂养不当或不足，饮食过量或无定时，饥饱无度，或缺乏营养，或过食甘甜油腻，损伤脾胃，积滞内停，水谷精微不能运化，积久不消，转而成疳。

（2）脾胃虚弱。小儿脾常不足，因伤乳食、久病、断乳，致脾胃虚弱，无以生化气血精微，输布无能，而致疳积。

（二）治疗

治则：消食导滞，健脾和胃。

常用推拿法：掐四横纹、揉板门、摩腹、捏脊、按揉足三里。

饮食伤脾：加清补脾胃、清大肠、分推腹阴阳、揉中脘。

体虚脾弱：加补脾胃、推上三关、揉中脘、揉脾胃俞。

五、遗尿

遗尿是指3岁以上小儿在睡眠中不知不觉将小便尿在床上。3岁以下的小儿，由于脑髓未充、智力未健或正常排尿习惯尚未养成而产生尿床则不属本病理现象。

（一）病因病机

儿童遗尿多为先天肾气不足、下元虚冷所致。肾主闭藏，开窍于二阴，职司二便，与膀胱互为表里。如肾与膀胱之气俱虚，不能制约水道，则易发生遗尿。另外，由于各种疾病引起的脾肺虚损，气虚下陷，也可以出现遗尿。

（二）治疗方法

治则：温肾固涩。

常用推拿手法：揉丹田、揉肾俞、揉龟尾、按揉三阴交穴。

下元虚寒：加补肾经、推三关、擦腰骶。

肺脾气虚：加按百会穴、补脾经、补肺经、揉外劳宫穴、揉中脘。

肝经郁热：加清肝经、清小肠、退六腑。

六、小儿肌性斜颈

小儿肌性斜颈以头向患侧歪斜、前倾，颜面旋向健侧为主要特点。临床上，除极个别为脊柱畸形引起的骨性斜颈、视力障碍的代偿姿势性斜颈和颈部肌麻痹导致的神经性者外，一般系指一侧胸锁乳突肌挛缩造成的肌性斜颈。

（一）病因病机

（1）产伤。分娩时一侧胸锁乳突肌因受产道或产钳挤压受伤出血，血肿肌化形成挛缩。

（2）缺血性肌痉挛。分娩时胎儿头位不正，阻碍一侧胸锁乳突肌血运供给，引起该肌缺血性改变肌纤维水肿、坏死及继发性纤维增生所致。

（3）宫内发育障碍。胎儿在子宫内头部向一侧偏斜，阻碍一侧胸锁乳突肌血运供给所致。

（二）治疗方法

治则：舒筋活血，软坚消肿。

常用推拿手法：

①患者取仰卧位，医者在患侧胸锁乳突肌施用三指揉法，即食指、中指、无名指三指并拢揉法。

②拿患侧胸锁乳突肌。

③在患侧胸锁乳突肌桥弓处施三指揉法。

④配合小儿颈项部被动运动，被动运动以向健侧侧弯，患侧旋转为主。

七、小儿桡骨小头半脱位

桡骨小头离开了正常位置，并无关节囊破裂。多见于 6 岁以下小儿。

（一）病因病机

多在家长与小儿手拉手游戏，或给小儿穿衣，或领小儿走路时过度牵拉前臂，使小儿肘部拉力突然增加。因小儿桡骨小头未发育成型，桡骨头与颈部直径相等，环绕桡骨颈的环状韧带松弛，无法固定桡骨头，致使桡骨头在外力的作用下容易半脱位而发生本病。

（二）治疗

治则：理筋复位。

常用推拿法：医者一手握住患儿患侧肘部，以拇指压在桡骨头外；另一手握住患侧腕部，将前臂微微过伸和旋后，然后将患侧肘关节屈曲即复位，一般不须固定。

下编　疑难病症手法

第一章 韦氏奇穴奇术

第一节 韦氏奇穴奇术概述

一、韦氏奇穴奇术的来源

奇穴多是在"阿是穴"的基础上经过长期的临床实践总结，逐步明确其定位、主治而发展形成。奇穴具有取穴精简、效果卓著的特点，如运用得当，常可事半功倍，故临床应用颇为广泛。目前被应用最广的是痛证的治疗，大多以中医古籍中记载的奇穴为指导。奇穴的临床应用有 5 个特点：一是奇穴都有其特殊的阴阳属性，可以调节人体阴阳平衡，培补阴阳气血；二是运用五行生克制化的原理，根据疾病所在部位的五行属性，运用虚则补其母，实则泄其子的原则进行辨证取穴；三是有些奇穴对于附近的组织具有独特的作用，可以治疗其附近的一些病症，这类似于局部取穴；四是部分奇穴是某些疾病在身体不同位置的特定反应点，找到这些反应点对于治疗相应的病症具有独特的效果；五是奇穴对于某些脏腑和功能有特殊的调节作用，即脏腑或功能疾病的特效穴。近百年来随着社会的发展和医疗的进步，奇穴迎来了大发展时期，临床上新的奇穴不断地被发现，治疗范围不断扩大，新的奇穴体系层出不穷，其中具有代表性的有董氏奇穴、平衡针 38 穴、脐针、韦氏奇穴等。本章就韦氏奇穴进行详细论述。

韦氏奇穴是韦贵康教授经过几十年的临床验证而总结出来的相关疾病在体表的反应点（线、区），是一组疗效显著、定位准确、可操作性强的穴位。韦氏奇穴主要集中在十二经筋、十二经脉、督任脉经线上或附近，共 40 穴、4 线、4 区。除穴位点外，韦氏奇穴在脊柱构成"线"，又称"线上联穴"。而手背外穴（区）侧是头、颈、肩及上背部疾病反应点的集中区域，足背外穴（区）侧是下背部、腰骶部疾病反应点的集中区域，均称为"区"。

韦氏奇术是以"以通为用"为治则，将奇穴与推拿手法相结合，开发出的一套针对"韦氏奇穴"的治疗方法。该法采用理顺、推散、松解、反射等手法，依据不同的病证选穴，对这些穴位进行推拿，从而使经络顺畅、筋结松解、血行恢复、脏腑调和、肌肤荣泽，继而达到治疗疾病的目的。操作时手法要求"轻、巧、透"，切忌使用暴力、猛力。

二、韦氏奇术治疗原理

（一）经筋学说

经筋的主要作用是约束骨骼，利于关节屈伸活动，以保持人体正常运动的功能。十二经筋是十二经脉之气输布于筋肉骨节的体系，是附属于十二经脉的筋肉系统。

十二经筋分别依靠十二经脉及相关络脉的经气渗灌和濡养，即经筋的功能活动的物质基础有赖于经脉的供给。正如《灵枢》所云："经脉者，所以行血气而营阴阳，濡筋骨，利关节者也。"《素问·长刺节论》云："病在筋，筋挛节痛，不可以行，名为筋痹。"这说明了经筋功能失常是导致痹证的重要原因。《灵枢·经筋》就十二经筋病候指出，"其病当所过者支痛及转筋"，表明"疼痛""筋挛""聚结"为经筋的病理常态。杨上善《黄帝内经太素·经筋》曰："以筋为阴阳气之所资，中无有空，不得通于阴阳之气上下往来，然邪入膝袭筋为病，不能移输，遂以病居痛处为输"。邪结于筋，筋伤络阻，经筋失养，则经筋局部疼痛、拘急、活动受限或弛缓痿废不用。《素问·调经论》指出"病在筋，调之筋""病在分肉，调之分肉"，《灵枢·卫气失常》指出"筋病无阴无阳，无左无右，候病所在"，《灵枢·经筋》总结为"以痛为腧"。此处以痛概括经筋病变的各种症状，且以病变部位作为施治腧穴，如"按之有痛应手，则邪客之处也，随痛应手深浅，即而刺之"。

从现代医学来看，急性损伤及长期的慢性劳损，尤其是不正确的劳动姿势和休息体位，是造成经筋损伤的重要原因。其发病部位即所结之处多为肌腱、韧带在骨骼上的附着点，或神经容易被卡压的部位，故治疗重在调理经筋局部，祛邪外出，使气血通畅，经筋得养，功能得复。韦氏手法以"以通为用"为治则，采用理顺、推散、松解、反射等手法，对这些经筋上易发且特定的筋结点进行推拿，松解经筋粘连，可以快速解决疼痛。

（二）神经学说

痛觉起源于痛觉感受器，痛觉感受器的激活或兴奋起始于伤害性信号的"转导"。"转导"指的是一个由环境刺激引起，定位于痛觉感受器末端，能够直接或间接引起离子通道开放或关闭的特异性蛋白质构象改变的过程。动作电位传导至位于脊髓背角感觉神经元的中枢末梢，引起神经递质释放，激活突触后神经元。被激活的脊髓神经元在脊髓水平对外周伤害性刺激作出反应，并上传到脊髓上中枢，从而引起痛觉。痛觉是一个复杂的生理过程，机械的、化学的、温度改变的刺激，当其强度没有达到伤害阈值时，都有相应的末梢结构特异的感受器分别被激活，引起特异但不是疼痛的感觉；当刺激的强度足以引起损伤时，痛觉就会发生。

神经系统的任何中枢都不是独立的结构，而是由许多神经元构成的多突触联系的分回路系统，这种系统包括传入纤维、中间神经元和传出神经元三部分。在脊髓水平，伤害性信息的传入也与其他感觉系统一样受到精细的下行性调制。电生理学研究发现，刺激低阈值的有髓鞘初级传入纤维的传入，会减弱脊髓背角伤害性感受神经元对 C 类纤维感受器传入的反应，而阻断有髓纤维的传入则增强其反应。形态学的研究证明，有髓传入纤维对 C 类纤维发生抑制作用的部位是背角胶质区（Sg），这一部位主要由胶质抑制性中间神经元构成，是伤害性传入的终止区。

韦氏奇穴以"以通为用"为治则，根据"痛则不通，通则不痛"的原理，依据不同的病证进行选穴，并采用神经反射等手法对该穴进行点按。此按法接触面积小，有较好的深透性，可以激活脑啡肽能神经元，抑制伤害性冲动的传入，发挥"以痛止痛"的作用，达到开通闭塞的止痛效果，因此常用于治疗临床各科病证。其中又以骨伤科和软组织损伤方面居多，特别是对肌肉或骨缝深处的旧伤或顽痹之痛点，疗效更显著。

（三）生化学说

现代医学研究过程中，乙酰胆碱（Ach）是被最早发现的神经递质。在中枢神经系统中，Ach 参与学习记忆过程、感觉和运动功能的调节以及影响心血管活动，还与痛觉的产生和传导有关。5-羟色胺（serotonin，5-HT）是一种分布于中枢和外周的吲哚衍生物，在认知、运动、疼痛等交感神经系统的兴奋中起着重要的调节作用，是疼痛控制中的一个重要角色。内啡肽（END）是存在于体内的一类具有阿片样作用的肽类物质，这种物质在中枢神经系统内可以阻止一部分疼痛信号上传，具有镇痛作用。儿茶酚胺（CA）

属于单胺类递质，包括多巴胺（DA）和去甲肾上腺素（NE）。去甲肾上腺素在化学结构上属于儿茶酚胺类，既是神经递质，也是一种激素，主要由交感节后神经元和脑内肾上腺素能神经末梢合成和释放，是脑内肾上腺素能神经末梢释放的主要递质，在疼痛脊髓下行抑制中起作用。多巴胺主要集中存在于黑质和纹状体，在基底神经节、脑岛、前扣带皮层、丘脑和中脑导水管周围灰质等脊髓以上区域起调节疼痛感知和镇痛作用。

韦氏奇穴大多分布在对刺激反应较为强烈的部位。通过点按穴位，使力传入体内，到达较深部组织，产生一种良性刺激。多项研究表明，在手法操作过程中产生的良性刺激可促进脑内释放上述化学物质，使血浆中单胺类物质的含量下降，尿和唾液中的单胺类含量升高，使交感神经处于相对抑制状态，减弱血管收缩的作用，从而有益于血液循环，提高局部组织的痛阈，达到止痛的效果。

（四）解剖学说

韦氏奇穴所涉及的反应点、区与线，亦是骨骼肌容易产生肌筋膜疼痛触发点的区域。这些区域的骨骼肌常因为过度疲劳或损伤，造成慢性持续肌节缩短，大大地增加局部能量的消耗和局部血循环的减少，从而引起异常的肌纤维运动终板处异常的放电，以致静息状态下的肌肉持续痉挛，而这些异常肌运动终板神经末梢处的乙酰胆碱浓度在休息状态下存在着病理性的增高，引起肌细胞的后连接持续去极化，从而产生持续性肌节缩短和肌纤维收缩，因此出现了运动终板处的收缩结节。这种慢性持续肌节缩短将显著增加局部能量的消耗和减少局部血循环；局部缺血和低氧可刺激神经血管反应物质的释放，这些物质可使传入神经致敏而引起触发点疼痛，又可以刺激异常的乙酰胆碱释放，形成一个正反馈环的恶性刺激。

韦氏手法以"以通为用"为治则，采用理顺、推散、松解、反射等手法对这些易发且特定的反应点进行推拿，松解结缔组织粘连，调整筋膜系统，调节能量网络布局，打破这个区域的恶性循环，从而达到治疗疾病的目的。

（五）生物信息学说

生物信息是调节和控制生命活动的信号，与物质、能量一起构成生物体的三大要素。生物信息一般可分为遗传信息、神经和感觉信息以及化学信息。生物电现象是生命活动的基本属性，在机体的一切生命过程中都伴随生物电的产生。所谓生物电现象是指生物体内产生的电位变化和电流传导及其与生命现象和功能的关系。引发生物电导致疼痛的因素可分为两类：一是机体内部的炎症或外伤因素导致机体内局部环境中电荷的不平衡，二是神经组织自身的生物电信号规律发生了变化而直接引起疼痛。在手法操作过程中，患者出现酸、麻、痛等感觉，这些感觉会刺激细胞膜，使钠和钾的通透性瞬间增加。此时钠离子流进细胞内，导致膜电位绝对值降低，出现去极化。如果钠离子通道持续开放，钠离子将会持续内流至钠离子电化学驱动力达到平衡为止。韦氏奇穴可以以极小的能量和物质消耗，产生极大的生物效应，从而实现对人体电化学驱动力的调控。

三、适应证和禁忌证

（一）适应证

韦氏奇穴主要用于治疗脑神经、枕三角、枕大神经、颈动脉窦、星状神经节、脊神经、植物性神经、各大关节滑膜囊等神经组织的病损以及局部反应点（或区、或线）明显的奇难杂症。例如，颈性头痛、头晕、失眠、血压异常；脑缺血与瘀血所致诸症；心律失常、心慌心悸、口干口渴、咽部有异物感；大关节无原因肿胀、胃脘痛、腹胀腹痛、痛经、性功能障碍等疾病。

（二）禁忌证

（1）患有较重内脏器质性疾病慎用；（2）年老体弱、妇女月经期慎用，妊娠期禁用；（3）患有癌症、骨肿瘤及骨结核等骨病者禁用。

四、注意事项

韦氏奇穴治疗宜手法不宜针法。手法操作应"稳、准、轻、巧、透"；用力揉和，避免用猛力、暴力。

第二节　奇穴定位、作用、主治及操作要点

一、头、颈、颌部奇穴

（一）内眶上穴

【定位】眉棱骨中点内侧1 cm处。（见图3-1）

【方法】多用反射法。患者取端坐位，医者站于患者后侧，用食指尖向头部方向稍用力点按。用力方向不宜指向眼部，以免刺激眼部，以患者感头额部"得气"、局部微痛且舒适为度。

【作用】清头明目，解烦。

【主治】前额痛，失眠，心烦，易怒。

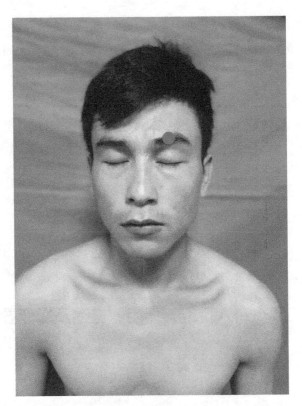

图 3－1　内眶上穴定位

（二）孔上穴

【定位】枕骨大孔上缘。（见图 3－2）

【方法】多用反射法。患者取端坐位，医者一手扶持患者头部，另一手用拇指尖从孔上穴向头顶方向推按。用力方向要准确，力度要适中，以患者感头顶部"得气"、局部微痛且舒适为度，持续时间5～10 min。

【作用】镇静安神，调理气血。

【主治】后头痛，肠胃功能紊乱，顽固性失眠，不明原因低热、口干。

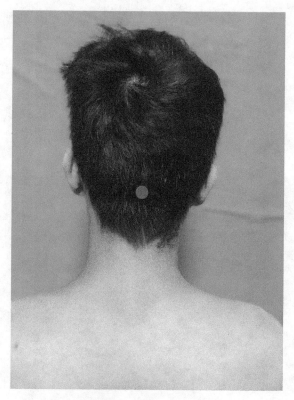

图 3-2　孔上穴定位

（三）耳后穴

【定位】耳后2 cm凹处上方1 cm。（见图3-3）

【方法】多用推散法、反射法。患者取端坐位，医者一手扶持患者头部，另一手用拇指指向病灶点按。用力方向指向病灶，力度要适中，以患者感觉头顶"得气"且舒适为度，持续时间5～10 min。

【作用】散瘀，清头，止痛。

【主治】头痛，眼蒙，耳鸣耳聋，咽部异物感。

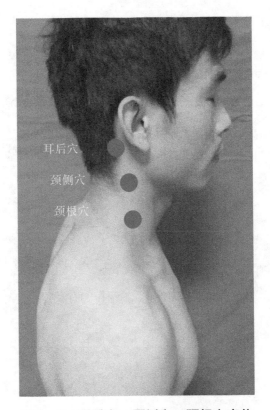

图3-3 耳后穴、颈侧穴、颈根穴定位

（四）颈前穴

【定位】胸锁乳突肌下三分之一上2 cm。（见图3-4）

【方法】多采用传导法。患者取端坐位，以右为例，医者右手扶持患者头部，使患者头偏右侧30°，左手拇指指腹按于颈前穴，轻轻斜向下按压，以患者感觉胸口"得气"且舒适为度。注意不宜用暴力。

【作用】调理气血，疏经通络。

【主治】颈累胀痛，心慌心跳，心律失常，血压异常。

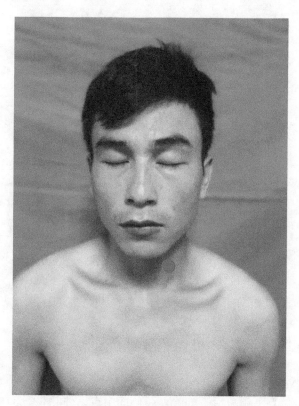

图 3 - 4　颈前穴定位

（五）颌下穴

【定位】下颌骨中点下后2 cm处。（见图 3 - 5）

【方法】多采用松解法、反射法。患者取端坐位或仰卧位，医者一手扶持患者头部，一手食指置于颌下穴上点揉按2～3 s放松，用力适度，反复3～5次，以局部微热舒适为度。治疗口渴口干患者时，让患者做吞咽动作数次，利于唾液分泌，疗效更佳。

【作用】通络生津，止渴散瘀。

【主治】头胀头晕，口渴口干，眼干鼻燥，失眠多梦。

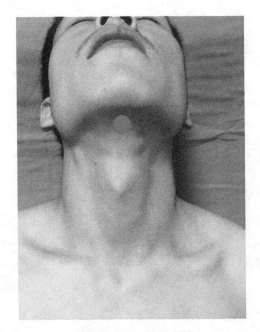

图 3-5 颌下穴定位

（六）颈侧穴

【定位】下颌角后下3 cm，颈侧面中点。（同图3-3）

【方法】患者取端坐位或卧位，医者用拇指指腹于穴位上揉按，从轻到重，方向或斜向上或斜向下，力度适中，以患者舒适为度。注意，如两侧穴同时按压，时间不宜超过15 s，以免引起脑缺血性眩晕。

【作用】疏经通络，清头宽中。

【主治】头晕目赤，胸闷，耳鸣眼花，血压异常。

（七）颈根穴

【定位】颈根部外侧3 cm凹陷处内端。（同图3-3）

【方法】多用松解法、反射法、叩击法。患者取端坐位，以右侧为例，医者左手将患者头部向左侧偏 30°，右肘尖置于颈根穴上，与肩部成 90°，由轻到重点按，用力方向与脊柱平行，以患者能忍受为度。

【作用】松筋，解痉。

【主治】颈肩疼痛活动受限，上胸部有紧缩感。

（八）锁骨上穴

【定位】锁骨中点上 1～2 cm。（见图 3 - 6）

【方法】患者取端坐位，两手自然下垂放松，术者站于患者后侧，食指或中指指端于穴位上轻轻弹拨，手法宜轻，有麻感窜至上肢即可。

【作用】舒筋通络，行瘀止痛。

【主治】上肢麻痛、发凉、肌痉挛。

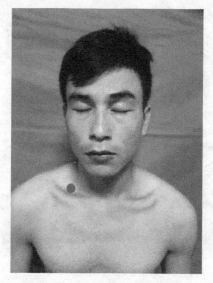

图 3 - 6　锁骨上穴定位

二、胸背部奇穴

（一）上胸穴

【定位】第 3 胸椎棘突旁开 2～3 cm。（见图 3-7）

【方法】多采用松解法、反射法、叩击法。患者取端坐位或俯卧位，医者将拇指指端置于患者上胸穴上，从轻到重按压，用力适度，方向与躯干垂直，以患者感觉胸部"得气"且舒适为度。

【作用】活络通阳，宽胸理气。

【主治】胸闷，胸痛，咳喘，心慌心跳。

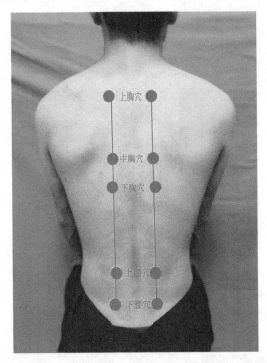

图 3-7 上胸穴、中胸穴、下胸穴、上腰穴、下腰穴定位

（二）中胸穴

【定位】第 7 胸椎棘突旁开 2～3 cm。（同图 3-7）

【方法】多采用松解法、反射法。患者取端坐位或俯卧位，医者将拇指指端置于患者中胸穴上，由轻到重按压，用力适度，方向与躯干垂直，以患者感觉胸部"得气"且舒适为度。

【作用】理气通阳，舒肝利胆，散瘀止痛。

【主治】胸痛，胃脘痛，反酸，打呃，胆囊炎，糖尿病。

（三）下胸穴

【定位】第 10 胸椎棘突旁开 2～3 cm。（同图 3-7）

【方法】采用松解法、反射法。患者取端坐位或俯卧位，医者将拇指指端置于患者下胸穴上，由轻到重按压，用力适度，方向与躯干垂直，以患者感觉胸部"得气"且舒适为度。

【作用】散瘀理气，舒筋止痛。

【主治】上腹痛，胁痛，大便异常，腰骶痛。

（四）冈下穴

【定位】肩胛冈中点下 2～3 cm。（见图 3-8）

【方法】采用松解法、反射法。患者取端坐位，医者站于患者后侧，一手固定肩部，另一手拇指指端置于患者冈下穴上，稍用力点按，用力方向与躯干垂直，以患者感觉上肢"得气"且舒适为度。

【作用】疏经通络，散瘀止痛。

【主治】肩部不舒，上肢无力、麻木、疼痛。

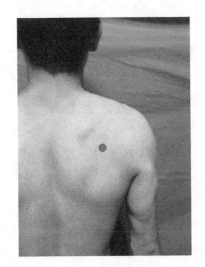

图 3-8　冈下穴定位

三、腰骶部奇穴

（一）上腰穴

【定位】第 2、第 3 腰椎棘突间旁开 2～3 cm。（同图 3-7）

【方法】多采用松解法、反射法。患者取俯卧位，医者将拇指或手掌根或半握拳置于患者上腰穴上，用力要重些，使力透筋肌，从轻到重按压或揉，反复操作，以患者感觉局部微热舒适为度。

【作用】散瘀行气，通督补肾。

【主治】腰痛，腹胀，大小便异常。

（二）下腰穴

【定位】第 4、第 5 腰椎棘突间旁开 2～3 cm。（同图 3-7）

【方法】采用松解法、反射法。患者取俯卧位，医者将拇指或手掌根或半握拳置于患者下腰穴上，从轻到重按压或揉，用力要重些，使力透筋肌，反复操作，或将下肢提抬松解，以局部微热舒适为度。注意，胸背及腰部穴位相对固定，上胸、中胸、下胸、上腰、下腰5穴可连成一线。（同图3-7）

【作用】祛瘀行气，健肾通督，舒筋通络。

【主治】下腰胀痛或腰腿痛，下肢麻痛，腹痛，大小便异常。

（三）臀中穴

【定位】臀部中央，相当于髂后上棘与骶尾关节连线中点外2 cm。（见图3-9）

【方法】采用松解法、反射法。患者取俯卧位，医者将拇指或肘尖置于患者臀中穴上，从轻到重点按，手法力达深部，反复操作，用力较大，以患者能忍受、且感觉局部微热为度。

【作用】解痉，舒筋通络，止痛。

【主治】腰腿痛，排尿异常，男性阳痿，女性月经失调，会阴部坠胀。

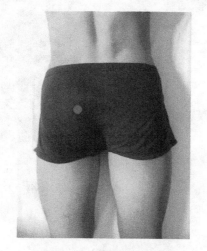

图3-9　臀中穴定位

四、腹部奇穴

（一）腹部联穴（2线）

【定位】按胃肠走行方向，呈"S"形、"?"形揉按。

【方法】采用理顺法。患者取仰卧位，医者将两手五指重叠，从上至下，从内至外，从右至左，轻揉按，呈"S"形、"?"形，反复数次，以患者感觉腹部微热舒适为度。（见图3-10、图3-11）

【作用】顺行疏理，解痉通里。

【主治】腹胀便秘，食欲不振，消化不良，腹部脂肪过多。

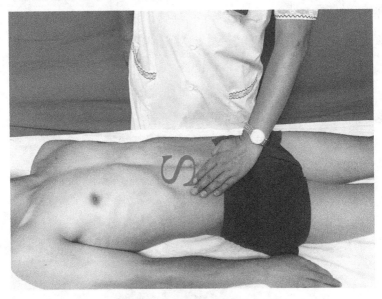

图3-10 腹部"S"形揉按

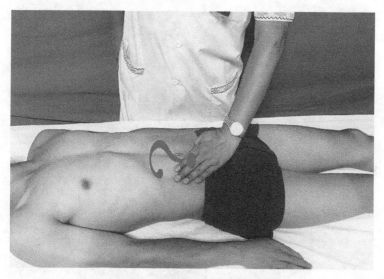

图 3 - 11　腹部 "？" 形揉按

（二）肩外穴

【定位】肩部外侧，肩锁关节内侧1 cm凹陷处。（见图 3 - 12）

【方法】采用松解法、反射法。患者取端坐位，医者立于患者身后，用拇指垂直点按肩外穴松解 3～5 次，力度由轻到重，加压用力，用力方向为垂直力，疼痛以患者能忍受为度，以肢体微胀为"得气"。

【作用】舒筋通络，行气止痛。

【主治】上肢酸、麻、胀、痛。

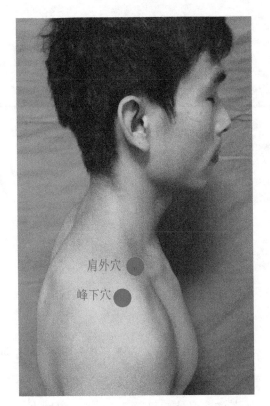

图 3 - 12　肩外穴、峰下穴定位

（三）峰下穴

【定位】肩峰下 2～3 cm。（同图 3 - 12）

【方法】采用理顺法、推散法。患者取端坐位，医者用拇指于患者峰下穴上斜向肩关节推按 3～5 遍，然后慢慢高举肩关节 3～5遍。

【作用】散瘀，消肿，止痛。

【主治】肩痛，抬肩 90°左右疼痛明显，再上抬疼痛反而减轻，肩峰下肿胀有压痛。

（四）肘前穴

【定位】肘前横纹中点下 2～3 cm。（见图 3 - 13）

【方法】采用推散法、理顺法。患者取端坐位，医者用拇指于患者肘前穴斜向肘关节推按 3～5 遍，然后慢慢活动肘关节 3～5 遍。如关节肿胀者，手法后做关节屈伸活动数次，有利于肿胀消退。

【作用】散瘀，消肿，止痛。

【主治】肘关节疼痛，肘前肿胀，活动受限。

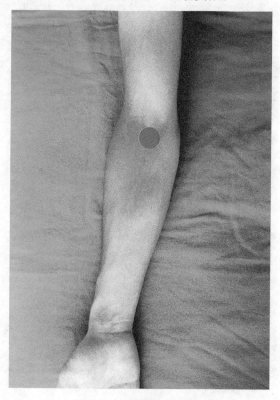

图 3 - 13　肘前穴定位

（五）手背外穴（区）

【定位】手部背侧第4、第5掌骨之间中点。（见图3-14）

【方法】采用反射法。患者取端坐位或仰卧位，医者用拇指置于手背外穴上，向上30°稍用力，以患者能忍受的程度寻找最痛点进行手法，以手法后舒适为宜，反复操作3～5遍，止痛效果佳。

【作用】祛瘀止痛，舒筋通络。

【主治】痛证，特别是头痛、颈痛、牙痛、肩痛，打呃，心悸，尿少。

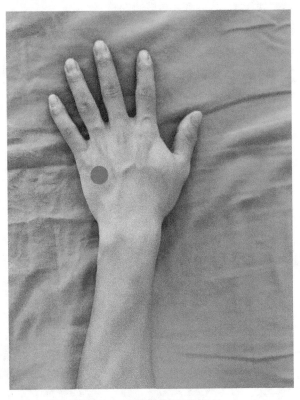

图3-14　手背外穴定位

（六）髂前穴

【定位】髂前上棘外侧1 cm。（见图3－15）

【方法】采用反射法。患者取端坐位或仰卧位，医者用拇指、食指端于局部对按，即食指固定，拇指用力点按，力道应均匀，以下肢有麻木感为宜。

【作用】祛瘀，散结，调理经络。

【主治】髂腰疼痛，下肢疲劳或麻胀。

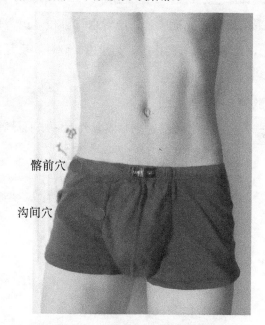

图3－15　髂前穴、沟间穴定位

（七）沟间穴

【定位】腹股沟中点稍上，股动脉搏动最明显处稍上方。（同图3－15）

【方法】采用传导法。患者取仰卧位，医者用拇指探及患者股动脉搏动最明显处后，将拇指横置于该处稍上方，用力加压，拇指用力不宜粗暴，以患者能忍受为度，阻断动脉20 s后，突然放开拇指，以患者自觉下肢灼热感为"得气"。

【作用】活血化瘀，疏通气血。

【主治】气滞血瘀，血运障碍，筋骨失养，骨蚀、筋痿。

（八）髌外上穴

【定位】髌骨外上方2～3 cm。（见图3-16）

【方法】采用松解法、理顺法。患者取仰卧位，医者用拇指置于髌外上穴上，向膝关节方向推按，力量由轻到重，反复操作3～5次，并做膝关节屈伸活动。

【作用】散瘀，消肿，止痛。

【主治】膝关节疼痛肿胀，特别是髌骨外上肿胀明显者。

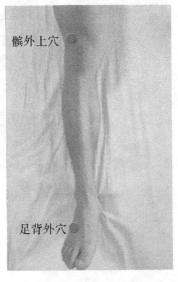

图3-16 髌外上穴、足背外穴定位

（九）足背外穴（区）

【定位】多在足背外穴（区）侧第 4 至第 5 跖骨之间的中点。（同图 3 - 16）

【方法】采用反射法。患者取端坐位或仰卧位，医者用拇指置于患者足背外穴上，向上 30°稍用力，手法由轻到重，适度而止，以患者能忍受且手法后舒适为宜，反复操作 3～5 次。

【作用】祛瘀止痛，舒筋通络。

【主治】痛证，特别是头痛、颈痛、牙痛、肩痛，打呃，心悸，尿少。

第三节　韦氏奇术的主要手法

一、推散法

本法适用于瘀证，如痛、紫、肿、筋结肌等症。医者用拇指或掌根于局部与肢体成锐角向近端稍用力推按 3～5 遍，疼痛以患者能忍受为度。（见图 3 - 17、图 3 - 18）

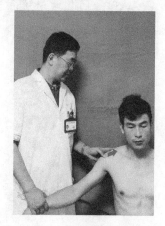

图 3 - 17　推散法（峰下穴）

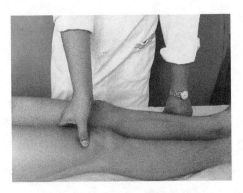

图 3 - 18　推散法（髌外上穴）

二、松解法

本法适用于关节粘连、肌痉挛等。医者用拇指于局部稍用力点按，并用指端拨动 3～5 遍，疼痛以患者能忍受为度。（见图 3 - 19、图3 -20）

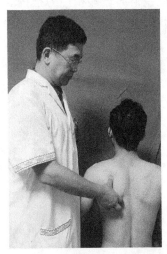

图 3 - 19　松解法（冈下穴）

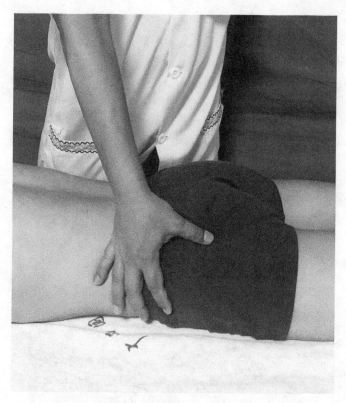

图 3 - 20　松解法（臀中穴）

三、理顺法

本法适用于筋出槽、气血阻滞、滑膜囊肿胀、肠道紊乱等。以肠紊乱理顺法为例，医者于局部用手指或掌臂按照肌纤维、动静脉、滑膜囊、胃肠道的功能走行方向，理顺 3～5 遍，手法宜柔和。（见图 3 - 21、图 3 - 22）

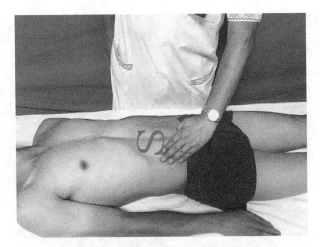

图 3-21　理顺法（腹部"S"形）

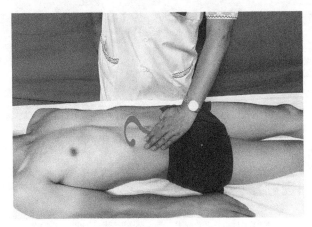

图 3-22　理顺法（腹部"?"形）

四、传导法

本法适用于经络传导障碍。医者于局部用拇指按照经络走行方向稍用力推按 3～5 遍，以经线上感觉"得气"疗效为最佳，疼痛

以患者能忍受为度。（见图 3-23、图 3-24、图 3-25）

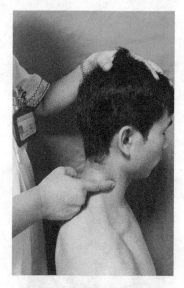

图 3-23　传导法（颈前穴）

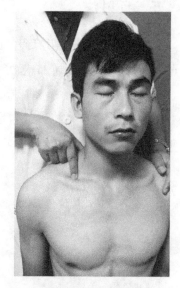

图 3-24　传导法（锁骨上穴）

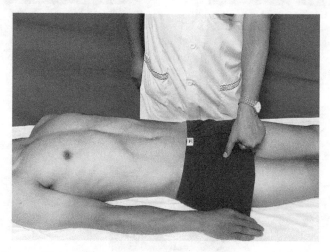

图 3-25　传导法（沟间穴）

五、反射法

本法适用于经络反射障碍。医者于局部用拇指端指向病灶稍用力点按 3～5 遍，以病痛部感"得气"疗效为最佳，疼痛以患者能忍受为度。（图 3 - 26、图 3 - 27、图 3 - 28）

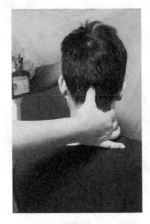

图 3 - 26　反射法（孔上穴）

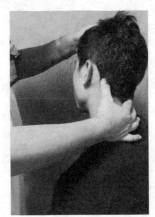

图 3 - 27　反射法（耳后穴）

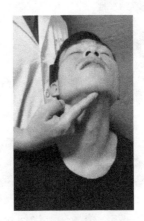

图 3 - 28　反射法（颌下穴）

六、叩击法

本法适用于有腔器官的功能病损。医者于局部用指端或掌侧方或空拳轻击 3～5 遍，疼痛以患者能忍受为度。每天或每 2 天做一次，7～10 次为 1 个疗程，一般做 1～2 个疗程。（见图 3-29、图 3-30）

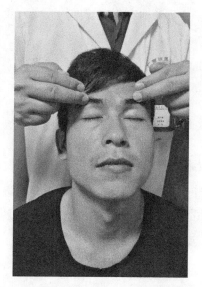

图 3-29　叩击法（内眶上穴）

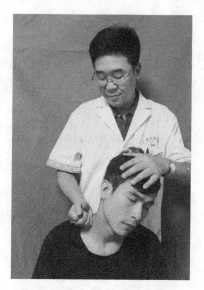

图 3-30　叩击法（颈根穴）

第四节　韦氏奇穴奇术治疗常见病

一、头痛

头痛是指头颅范围内的疼痛，是一种自身感觉症状。头痛是脑神经功能障碍或器质性病变的一种表现，也是颈椎疾病的症状之一。本节主要论述与颈椎病有关的头痛。

（一）诊断要点

（1）患者有颈椎病史，颈椎旁有压痛点，或触及条索状或硬结状反应物。

（2）头痛主要为后枕部疼痛，常为两侧性，并向头顶部放射，头部活动或颈部姿势的改变可影响头痛的程度。

（3）颈椎 X 射线检查时见颈椎生理弯曲有不同程度的改变，并见颈椎的某些病理改变。

（4）颅内外检查排除其他器质性疾病。

（二）治疗选穴

1. 内眶上穴

【定位】眉棱骨中点内侧1 cm。

【方法】采用反射法。患者取端坐位，医者站于其后侧，用食指尖向患者头部方向稍用力点按内眶上穴，以患者感头额部"得气"、局部微痛且舒适为度。操作时需注意，用力方向不宜指向眼部，以免刺激眼部。

2. 孔上穴

【定位】枕骨大孔上缘。

【方法】采用反射法。患者取端坐位，医者一手扶持患者头部，另一手用拇指尖于孔上穴向头顶方向推按，以患者感头顶部"得气"、局部微痛且舒适为度，持续 5～10 min。注意操作时，用力方向要准确，力度要适中。

3. 耳后穴

【定位】耳后2 cm凹处上方1 cm。

【方法】采用推散法、反射法。患者取端坐位，医者一手扶持患者头部，另一手用拇指指向病灶点按耳后穴，以患者感觉头顶"得气"、舒适为度，持续 5～10 min。注意操作时，用力方向指向病灶，力度要适中。

4. 足背外穴（区）

【定位】多在足背外穴（区）侧第 4 至第 5 跖骨之间的中点。

【方法】采用反射法，患者取端坐位或仰卧位，医者拇指置于足背外穴上，向上 30°稍用力，以患者能忍受且手法后感到舒适为宜，反复操作 3～5 遍。注意手法由轻到重，适度而止。

二、头晕

头晕又称为眩晕，是一种主观的感觉异常。与脊柱相关的眩晕多见于颈部疾病所致的椎动脉受刺激（或受压），使脑供血不足而出现的综合征。刺激（或压迫）椎动脉最常见的表现是眩晕，故此病症称为颈性眩晕或椎动脉压迫综合征。

（一）诊断要点

（1）多发生于中年以上年龄段，颈部不舒适，有颈部活动障碍，或活动颈部时局部有摩擦音。

（2）头晕与颈部体位改变有关，多同时伴有头痛、耳鸣、恶心，严重者会出现突然摔倒，或伴有视觉运动障碍等。

（3）颈棘突旁有压痛感，或肌痉挛，或棘突或横突偏移，位置性眩晕试验呈阳性。

（4）颈椎 X 射线检查有异常，或椎动脉造影有梗阻现象。

（5）其他检查，如脑血流图可有枕乳导联异常改变，脑电图可有电压降低等。

（二）治疗选穴

1. 耳后穴

【定位】耳后2 cm凹处上方1 cm。

【方法】采用推散法、反射法。患者取端坐位，医者一手扶持头部，另一手用拇指指向病灶点按耳后穴，以头顶"得气"，舒适为度，持续5～10 min。注意，操作时用力方向要指向病灶，力度要适中。

2. 颌下穴

【定位】下颌骨中点下后2 cm处。

【方法】采用松解法、反射法。患者取端坐位或仰卧位，医者一手扶持患者头部，一手食指置于颌下穴上点揉按2～3 s后放松，反复3～5遍，以局部微热舒适为度。注意，操作时用力要适度。如令患者做吞咽动作数次，利于唾液分泌，疗效更佳。

3. 颈侧穴

【定位】下颌角后下3 cm，颈侧面中点。

【方法】用拇指指腹于颈侧穴上揉按，从轻到重，方向或斜向上或斜向下，以患者舒适为度。注意，操作时力度要适中。如两侧穴同时按压，时间不宜超过15 s，以免引起脑缺血性眩晕。

三、顽固性失眠

与脊柱相关的顽固性失眠多见于颈部疾病所致的交感神经受刺激（或受压），使大脑的兴奋性增高，造成入睡困难及维持睡眠困难。

（一）诊断要点

（1）患者有头晕、头沉、睡眠障碍、多梦、心情烦躁、易于冲动等情志症状。

（2）有些病人常在颈部特殊体位下易于入睡。

（3）X射线片显示颈椎有退行性变，如椎间隙狭窄、钩椎关节不对称或增生、小关节错位、椎间孔狭小以及骨刺等。

（4）必要时行星状神经节或颈上交感神经节以及高位硬膜外封闭，有助于诊断。

（5）其他检查如肌电图检查或体外诱发电位检查常可见异常征。

（二）治疗

1. 内眶上穴

【定位】眉棱骨中点内侧1 cm。

【方法】采用反射法。患者取端坐位，医者站于患者后侧，用食指尖向头部方向稍用力点按内眶上穴，以患者感觉头额部"得气"、局部微痛且舒适为度。注意，操作时用力不宜指向眼部，以免刺激眼部。

2. 孔上穴

【定位】枕骨大孔上缘。

【方法】采用反射法。患者取端坐位，医者一手扶持患者头部，另一手将拇指尖于孔上穴向头顶方向推按，以患者感头顶部"得气"、局部微痛且舒适为度，持续5～10 min。注意，操作时用力方向要准确，力度要适中。

3. 颌下穴

【定位】下颌骨中点下后2 cm处。

【方法】采用松解法、反射法。患者取端坐位或仰卧位，医者一手扶持患者头部，另一手食指置于穴位上点揉按2～3 s后放松，反复 3～5 遍，以局部微热舒适为度。注意，操作时用力要适度。如令患者做吞咽动作数次，利于唾液分泌，疗效更佳。

（三）注意事项

一般来说，用按摩疗法治疗失眠时，不宜用叩砸、提弹等兴奋手法，应进行缓慢轻柔的表面按摩或深部按摩，以镇静安神。

四、耳鸣、耳聋

耳鸣、耳聋都是听觉异常的病症，是听觉系统受到各种刺激或本身病变产生的一种主观的声音感觉。患者自觉耳内鸣响，如闻潮声，或细或暴，妨碍听觉者称耳鸣；听力减弱，妨碍交谈，甚至听觉丧失，不闻外声，影响日常生活者称为耳聋。本节主要讨论颈椎急、慢性损伤所致的耳鸣和耳聋，又称为颈源性耳鸣和耳聋，在中医里属"耳鸣""耳聋"范畴。

（一）诊断要点

（1）患者有颈椎病、头颈部外伤史或长期慢性劳损史，耳鸣、耳聋与颈椎病同时发生或继发其后。颈活动度受限，局部有压痛，颈椎棘突或横突有偏移。

（2）耳鸣的轻重与颈椎病的轻重有直接关系，且多与颈椎病单侧损伤的部位同侧；随着颈椎病的手法复位或牵引治愈后，耳鸣亦明显减轻或消失，后者更能证实颈源性耳鸣的诊断。

（3）多伴有眩晕、头痛、视力改变等症状，位置性眩晕试验呈阳性。

（4）X 射线检查发现颈椎生理弯曲有不同程度的改变，上颈段棘突或横突有不同程度偏移或脱位，寰枢椎半脱位者可考虑此病。椎动脉造影有梗阻现象。脑血流图检查可有枕乳导联异常。

（5）耳科检查排除外耳道炎、耵聍栓、急性中耳炎、慢性中耳炎、咽鼓管阻塞、鼓室积液、耳硬化症以及听神经瘤、噪声性聋、药物中毒性耳聋等；另外，腭帆肌肌肉痉挛与鼓膜张肌、镫骨肌等强烈收缩时引起的肌源性耳鸣，他人亦可听见"咯咯"声与"咔嗒"声，属于客观性耳鸣，易与颈源性耳鸣（亦属于主观性耳鸣）相区别。

（二）治疗

1. 耳后穴

【定位】耳后2 cm凹处上方1 cm。

【方法】采用推散法、反射法。患者取端坐位，医者一手扶持患者头部，另一手将拇指指向病灶点按耳后穴，以患者感觉头顶"得气"、舒适为度，持续5～10 min。注意，操作时用力方向指向病灶，力度要适中。

2. 颈侧穴

【定位】下颌角后下3 cm，颈侧面中点。

【方法】用拇指指腹置于颈侧穴上揉按，从轻到重，方向或斜向上或斜向下，以患者舒适为度。注意，操作时力度要适中。如两侧穴同时按压，时间不宜超过15 s，以免引起脑缺血性眩晕。

【作用】疏经通络，清头宽中。

【主治】头晕目赤，胸闷，耳鸣眼花，血压异常。

五、眼胀眼蒙

颈椎病或颈部软组织损伤后可出现眼胀眼蒙等症状，并伴有颈部酸累、疼痛及活动受限等症状，而眼科检查又无明显的器质性病变。此类病症多由颈椎、胸椎（主要是上段胸椎）发生解剖移位后，造成功能性失调而导致颈交感神经受刺激（受压）引起一系列改变所造成的。

（一）诊断要点

（1）以中老年为多见，常有颈部外伤或慢性劳损史。

（2）眼胀眼蒙与头颈姿势改变有明显关系，不少病人感到头颈部在某一特殊姿势时眼部和颈椎病症状均减轻，而另一种姿势时则加重，患者常保持一定的强制保护性姿势；点按颈项部敏感穴时，诸伴随症状有缓解或短暂消失；经眼科检查无明显器质性改变，用相关眼药治疗常收效不明显。

（3）颈肌较紧张，触摸颈部有颈椎棘突2～4个不同程度的偏歪，胸椎棘突有2～3个不等的病理性偏歪。

（4）X射线片显示有颈椎生理曲度变直或颈曲存在，上段变直，寰枢椎关节有半脱位表现。

（二）治疗

1. 内眦上穴

【定位】眉棱骨中点内侧1 cm。

【方法】采用反射法。患者取端坐位，医者站于患者后侧，用食指尖向头部方向稍用力点按内眦上穴，以患者感头额部"得气"、局部微痛且舒适为度。注意，操作时用力不宜指向眼部，以免刺激眼部。

【作用】清头明目，解烦。

【主治】前额痛，心烦，易怒，失眠。

2. 耳后穴

【定位】耳后2 cm凹处上方1 cm。

【方法】采用推散法、反射法。患者取端坐位，医者一手扶持患者头部，另一手拇指指向病灶点按耳后穴，以患者感觉头顶"得气"、舒适为度，持续 5～10 min。注意操作时，用力方向指向病灶，力度要适中。

3. 颌下穴

【定位】下颌骨中点下后2 cm处。

【作用】通络生津，止渴散瘀。

【主治】头胀头晕，口渴口干，眼干鼻燥，失眠多梦。

【方法】采用松解法、反射法。患者取端坐位或仰卧位，医者一手扶持患者头部，另一手食指置于穴位上点揉按 2～3 s后放松，反复 3～5 遍，以局部微热舒适为度。注意，操作时用力适度。如令患者做吞咽动作数次，利于唾液分泌，疗效更佳。

4. 颈侧穴

【定位】下颌角后下3 cm，颈侧面中点。

【方法】医者将拇指指腹置于颈侧穴上揉按，从轻到重，方向或斜向上或斜向下，以患者舒适为度。注意，操作时力度适中。如两侧穴同时按压，时间不宜超过15 s，以免引起脑缺血性眩晕。

六、心律失常

心律失常是指心脏冲动的频率、节律、起源部位、传导速度与激动次序发生异常改变。正常心律起源于窦房结，频率为 60～100 次/min。心脏的这种自律性是受神经和体液调节的。临床上因自主神经功能紊乱所引起的心律失常，常表现为窦性心律失常、房性期前收缩、心律异常以及心脏传导失常等。本文论述由脊柱节段性病变所引起的心律失常。

（一）诊断要点

（1）心慌、心烦不安、心跳异常不能制止，伴有头晕头痛，颈项背酸胀、疼痛不适。

（2）颈椎活动度受限，颈椎横突不对称，颈胸椎棘突偏歪，触痛、叩击痛，椎旁肌紧张、压痛或可扪及病理阳性物（如硬结、条索状物等）。椎间孔挤压试验呈阳性，但臂丛神经牵拉试验一般为阴性。

（3）心脏各瓣膜听诊区未闻及病理性杂音，心电图可有各种单纯性心律异常改变，而无器质性改变的图形。

（4）脑血流图检查：可出现血管紧张度增高，血流量左右不对称，相差 20% 甚至 50%。

（5）X射线检查：颈曲改变（变直、反张或中断），椎体骨质增生，呈双边征，钩椎关节变尖或变平，且左右不对称，齿状突偏移，椎间孔变形狭窄；胸椎可见后关节紊乱，椎体骨质增生，棘突偏歪，等等。

（二）治疗

1. 颈前穴

【定位】胸锁乳突肌下 1/3 处前2 cm。

【方法】采用传导法。患者取端坐位，以右为例，医者右手扶持头部，使患者头偏右侧 30°，左手拇指指腹按于颈前穴上，轻轻斜向下按压，使胸口"得气"舒适为度。注意不宜用暴力。

2. 颈根穴

【定位】颈根部外侧3 cm凹陷处内端。

【方法】采用松解法、反射法、叩击法。患者取端坐位，以右侧为例，医者左手将患者头部向左侧偏 30°，右肘尖置于颈侧穴上，与肩部成 90°，由轻到重点按，以患者能忍受为度。注意操作时，用力方向与脊柱平行，效果更佳。

七、血压异常

与脊柱相关的血压异常（高血压或低血压），多发生于颈椎病。据资料记载，血压异常的发病率约占颈椎病的 6%，高血压发病率是低血压发病率的 10 倍，多发于中老年，其次是青年。

（一）诊断要点

（1）多为中老年患者，颈部不舒或有冷热感，或运动障碍，或活动时有摩擦音，颈部检查有异常表现。

（2）血压异常，多与颈部症状有关，发作 2～3 周后缓解，常两侧上肢血压差别较大，一般大于15 mmHg。

（3）常伴有视力障碍、心慌心跳、咽部异物感、排汗异常、失眠多梦等自主神经功能紊乱症状。

（4）X 射线检查有异常发现。

（5）晚期可有脑动脉硬化、血脂偏高、心肌损害、蛋白尿等表现。

（6）排除其他原因引起的血压异常。

（二）治疗

1. 颈前穴

【定位】胸锁乳突肌下 1/3 处前2 cm。

【方法】采用传导法。以右侧为例，患者取端坐位，医者右手扶持头部，使患者头偏右侧30°，左手拇指指腹按于颈前穴，轻轻斜向下按压，使胸口"得气"舒适为度，注意不宜用暴力。

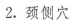

2. 颈侧穴

【定位】下颌角后下3 cm，颈侧面中点。

【方法】医者用拇指指腹于颈侧穴上揉按，从轻到重，方向或斜向上或斜向下，以患者舒适为度。注意，操作时力度适中。如两侧穴同时按压，时间不宜超过15 s，以免引起脑缺血性眩晕。

八、咽部异物感

咽部异物感是指患者自觉咽中如有物梗塞不适，吞之不下，吐之不出，对饮食并无影响，是咽部感觉和运动功能紊乱的一种症状表现。凡咽部及邻近组织的病损或有关咽部神经受各种病因的刺激均可诱发本病。与颈椎病有关的咽部异物感多是由颈椎骨关节或周围软组织的病损引起。

（一）诊断要点

（1）多见于中青年和女性患者，有长时间低头伏案工作史，或从事头部活动较频繁的工作，或有头颈部外伤史。

（2）原因不明或咽部检查无明显阳性发现的非进行性的、反复发作，可自行缓解的咽部异物感，颈椎触诊发现颈肌紧张、压痛者。

（3）鼻咽部和食道检查排除器质性、感染性或占位性病变。

（4）颈椎触诊见颈肌紧张，颈椎第4～6横突不对称，棘突偏歪，关节突隆起、压痛。中、后斜角肌有硬结、紧张、压痛，颈部侧曲受限，前屈时背痛而转动时多无妨碍。

（5）颈椎X射线检查一般可有颈曲消失或后凸反张，少数见颈椎中下段有巨大骨赘形成或项韧带钙化等。

（二）治疗

1. 耳后穴

【定位】耳后2 cm凹处上方1 cm。

【方法】采用推散法、反射法。患者取端坐位，医者一手扶持患者头部，另一手将拇指指向病灶点按，以头顶"得气"，舒适为度，持续时间为 5～10 min。注意，操作时用力方向要指向病灶，力度要适中。

2. 颈根穴

【定位】颈根部外侧3 cm凹陷处内端。

【方法】采用松解法、反射法、叩击法。以右侧为例，患者取端坐位，医者左手将患者头部向左侧偏 30°，右肘尖置于穴位上，与肩部成 90°，由轻到重点按，以患者能忍受为度。注意，操作时用力方向与脊柱平行，效果会更佳。

九、口干、口腔溃疡

口干是指口腔唾液分泌不足所引起的口腔黏膜、唇舌干燥症状。口干是临床较常见的症状之一，由多种因素引起，在中老年女性较为多见。口腔溃疡是机械性损伤、外源性病菌感染或者自发性口腔黏膜溃疡性损伤的病症。口干、口腔溃疡可发生于多种疾病当中，如干燥综合征、糖尿病、恶性贫血、哮喘、口腔疾病、念珠菌感染、癌症的放化疗以及药物引起的不良反应等。

（一）诊断要点

（1）口中津液不足，口唇舌干燥，口腔溃疡创面中心凹陷，灼热疼痛，周围黏膜充血水肿。

（2）皮肤黏膜弹性下降，尿液减少，口腔溃疡周围黏膜充血，局部肿胀，肤温偏高，局部压痛、拒按，健侧胸锁乳突肌、颈夹肌及斜角肌的痉挛疼痛，耳后、下颌淋巴结肿大。

（3）血常规检查可见白细胞指数增多，中性粒细胞比例及血沉增高；口腔黏膜涂片可见念珠菌、链球菌等病菌生长。

（4）颅内外检查排除其他器质性疾病。

（二）治疗

1. 孔上穴

【定位】枕骨大孔上缘。

【方法】采用反射法。患者取端坐位，医者一手扶持头部，另一手将拇指尖于孔上穴向头顶方向推按，以患者感觉头顶部"得气"、局部微痛且舒适为度，持续时间为5～10 min。注意，操作时用力方向要准确，力度要适中。

2. 颌下穴

【定位】下颌骨中点下后2 cm处。

【方法】采用松解法、反射法。患者取端坐位或仰卧位，医者一手扶持患者头部，一手食指置于颌下穴上点揉按 2～3 s后放松，反复3～5遍，以局部微热舒适为度。注意，操作时用力适度。如令患者做吞咽动作数次，利于唾液分泌，疗效更佳。

【作用】通络生津，止渴散瘀。

【主治】头胀头晕，口渴口干，眼干鼻燥，失眠多梦。

十、牙痛

牙痛是指牙齿因某种原因引起疼痛，属口腔科临床上最常见的症状，往往伴有不同程度的牙龈肿痛，遇冷、热、酸、甜等刺激时加剧。这些都与牙齿及牙龈本身的疾病有关。但有些牙痛并非由牙齿或口腔本身病变所引起，而是由颈部疾病使颈丛神经受刺激所致，故又称为颈椎性牙痛。

（一）诊断要点

（1）牙痛为主要表现症状，主要为颞颌关节部位及牙齿周围疼痛，张嘴或吃东西的时候或受寒、热、酸冷刺激则疼痛加剧，可伴有一侧的颈部、后枕部疼痛，严重者还可出现耳鸣、耳堵塞感。

（2）局部检查除患侧颞下颌关节周围压痛、开口受限或患侧牙周压痛外，于患侧第 1 颈椎横突和第 2 颈椎关节突关节处，可触及肌紧张、压痛。颈椎间孔压缩试验呈阴性，臂丛神经牵拉试验呈阴性。

（3）X 射线检查正位片可见两侧钩椎关节间隙不对称，关节致密、增生，明显骨赘以及椎间隙狭窄，寰枢间沟及寰齿间隙左右不等宽。侧位片可见颈生理曲度变直或反张，椎间隙变窄，呈双突征，或椎间孔改变以及韧带钙化等。

（二）治疗

1. 手背外穴（区）

【定位】手部背侧第 4 至第 5 掌骨之间的中点。

【方法】采用反射法。患者取端坐位或仰卧位，医者用拇指置于穴位上，向上 30°稍用力，以患者能忍受且手法后舒适为宜，反复操作 3～5 遍。注意操作时寻找最痛点进行手法，止痛效果更佳。

【作用】祛瘀止痛，舒筋通络。

【主治】痛症，特别是头痛、颈痛、牙痛、肩痛，打呃、心悸、尿少。

2. 足背外穴（区）

【定位】多在足背外穴（区）侧第 4 至第 5 跖骨之间的中点。

【方法】采用反射法。患者取端坐位或仰卧位，医者将拇指置于穴位上，向上 30°稍用力，以患者能忍受且手法后感到舒适为宜，反复操作 3～5 遍。注意手法由轻到重，适度而止。

十一、胸闷胸痛

胸闷不适、胸背痛是临床上常见的一种病症。病因复杂多样，根据其发病的起源，其病因一般可分为五大类：胸壁病变、胸腔脏器病变、脊柱节段性病变、肩关节和周围组织疾病的牵涉、腹腔脏器疾病。本节主要论述由脊柱节段性病变所引起的胸痛。

（一）诊断要点

（1）出现胸闷、胸痛，痛点固定。

（2）胸椎活动受限或处于特殊姿势（如含胸姿势），疼痛区相应部位的肋间神经的胸椎棘突偏歪（指下可有钝厚感、饱满感或隆凸感）、棘突压痛、叩击痛，椎旁可触及肌紧张、压痛或病理阳性反应物（硬结、肌痉挛的条索状物、摩擦音等）。颈椎第 1～6 横突不对称，尤其是下颈段棘突偏歪、压痛、活动受限。

（3）X 射线检查时，胸椎骨、关节损伤患者，其相应椎体可见骨赘形成或楔形样改变、棘突偏歪以及胸椎力线改变；颈椎相应椎体可见双边征、椎体失稳或椎间孔变形狭窄。

（二）治疗

1. 上胸穴

【定位】第 3 胸椎棘突旁开 2～3 cm。

【方法】采用松解法、反射法、叩击法。患者取端坐位或俯卧位，医者用拇指指端置于上胸穴上，从轻到重按压，以患者胸部"得气"舒适为度。注意，操作时用力适度，方向与躯干垂直。

2. 中胸穴

【定位】第 7 胸椎棘突旁开 2～3 cm。

【方法】采用松解法、反射法。患者取端坐位或俯卧位，医者用拇指指端置于中胸穴上，由轻到重按压，以患者胸部"得气"舒适为度。注意事项同"上胸穴"。

3. 下胸穴

【定位】第 10 胸椎棘突旁开 2～3 cm。

【方法】采用松解法、反射法。患者取端坐位或俯卧位，医者用拇指指端置于下胸穴上，由轻到重按压，以患者胸部"得气"舒适为度。注意事项同"上胸穴"。

4. 颈根穴

【定位】颈根部外侧 3 cm 凹陷处内端。

【方法】采用松解法、反射法、叩击法。患者取端坐位，以右侧为例，医者左手将患者头部向左侧偏 30°，右肘尖置于穴位上，与肩部成 90°，由轻到重点按，以患者能忍受为度。注意，操作时用力方向与脊柱平行，效果更佳。

十二、胃脘痛

胃脘痛又称胃痛，胃和十二指肠的疾病（如慢性胃炎，胃、十二指肠球部溃疡）是引起胃脘痛的常见原因。但近年来的相关研究表明，胸椎关节发生解剖位移后，导致支配的胃、十二指肠的自主神经功能失调时，也可引起胃脘痛，故又称之为脊源性胃脘痛。本文论述由脊柱节段性病变所引起的胃脘痛。

（一）诊断要点

（1）患者多有胸背部外伤史或劳损史。

（2）胃脘部痞满、疼痛，伴有恶心呕吐、食欲不振、嗳气反酸。

（3）胃脘部可有局限性压痛，胸椎有 5～10 个棘突偏歪、触痛、叩击痛（有时可出现沿肋间神经行走方向逆向疼痛），椎周肌紧张或有阳性病理物，叩击患椎或阳性病理物，可反射性引起胃脘部症状加重或缓解（即舒适感）。

（4）胃镜检查可见胃、十二指肠炎性改变或溃疡样病变。

（5）X 射线检查胸椎正侧位片一般无明显的异常改变。个别患者可见胸椎 5～9 单个或多个椎体骨赘形成。

（6）经消化内科系统治疗效果不佳，症状反复者。

（二）治疗

1. 中胸穴

【定位】第 7 胸椎棘突旁开 2～3 cm。

【方法】采用松解法、反射法。患者取端坐位或俯卧位，医者用拇指指端置于穴位上，由轻到重按压，以患者胸部"得气"舒适为度。注意事项同"上胸穴"。

【作用】理气通阳，舒肝利胆，散瘀止痛。

【主治】胸痛，胃脘痛，反酸，打呃，胆囊炎，糖尿病。

2. 下胸穴

【定位】第 10 胸椎棘突旁开 2～3 cm。

【方法】采用松解法、反射法。患者取端坐位或俯卧位，医者用拇指指端置于下胸穴上，由轻到重按压，以患者胸部"得气"舒适为度。注意事项同"上胸穴"。

3. 腹部联穴

【定位】按胃肠走行方向，呈"S"形、"?"形。

【方法】采用理顺法。患者取仰卧位，医者将两手五指重叠，从上至下、从内至外、从右至左轻揉按，呈"S""?"形反复数次，以患者腹部微热舒适为度。

【作用】顺行疏理，解痉通里。

【主治】腹胀便秘，食欲不振，消化不良，腹部脂肪过多。

十三、胆区痛

胆囊炎是胆区痛的常见原因。一般仅见右上腹胀闷不舒，或餐后右上腹饱胀隐痛、嗳气反酸等消化不良的表现。

（一）诊断要点

（1）右上腹胀闷不适或疼痛，绞痛感可向右肩背部放射，多与饱食、高脂饮食、劳累以及精神因素有关。可伴有胸背部酸胀、疼痛不适。

（2）检查为莫菲氏征（＋），胸椎棘突位移，指下有钝厚感、隆凸感，以第7、第8胸椎多见，压痛、叩击痛，椎旁肌紧张、压痛。

（3）X射线检查胸椎正、侧位片一般无异常发现，严重者第6～10胸椎有轻度骨赘增生，椎间隙变窄或两侧不等宽等。

（4）B超检查可见胆囊扩大、囊壁增厚、功能状况以及结石大小。

（二）治疗

1. 中胸穴

【定位】第7胸椎棘突旁开2～3 cm。

【方法】采用松解法、反射法。患者取端坐位或俯卧位，医者用拇指指端置于中胸穴上，由轻到重按压，以患者胸部"得气"舒适为度。注意事项同"上胸穴"。

2. 下胸穴

【定位】第 10 胸椎棘突旁开 2～3 cm。

【方法】采用松解法、反射法。患者取端坐位或俯卧位，医者用拇指指端置于下胸穴，由轻到重按压，以患者胸部"得气"舒适为度。注意事项同"上胸穴"。

3. 腹部联穴

【定位】按胃肠走行方向，呈"S"形、"?"形。

【方法】采用理顺法。患者取仰卧位，医者将两手五指重叠，从上至下，从内至外，从右至左，轻揉按，呈"S""?"形反复数次，以患者腹部微热舒适为度。

【作用】顺行疏理，解痉通里。

【主治】腹胀便秘，食欲不振，消化不良，腹部脂肪过多。

十四、腹胀

腹胀属于中医学"痞满"范畴，由于脾胃功能障碍，致中焦气机阻滞，升降失常从而发生。多有精神因素的原因，常与自主神经、神经递质、胃肠道激素等因素相关。随着对脊柱相关疾病研究的深入，脊柱源性所致的腹胀越来越受到大家重视。

（一）诊断要点

（1）出现上腹饱胀、嗳气吞酸、厌食、食欲不振、腰背酸累、坠胀感以及疼痛、活动受限等不适。

（2）主要是 T5～T10 棘突偏歪、后突、压痛、叩击痛，椎旁肌紧张、痉挛、压痛、叩击痛。腹部听诊肠鸣音正常。

（3）X 射线检查胸椎正、侧位片可无阳性改变，或见胸椎退变，椎间隙变形狭窄，不对称改变，等等。

（4）胃肠电图检查提示有胃肠动力减弱、蠕动变慢、排空延迟等现象。

（二）治疗

1. 中胸穴

【定位】第7胸椎棘突旁开2～3 cm。

【方法】采用松解法、反射法。患者取端坐位或俯卧位，医者用拇指指端置于中胸穴，由轻到重按压，以患者胸部"得气"舒适为度。注意事项同"上胸穴"。

2. 下胸穴

【定位】第10胸椎棘突旁开2～3 cm。

【方法】采用松解法、反射法。患者取端坐位或俯卧位，医者用拇指指端置于下胸穴上，由轻到重按压，以患者胸部"得气"舒适为度。注意事项同"上胸穴"。

3. 腹部联穴

【定位】按胃肠走行方向，呈"S"形、"?"形。

【方法】采用理顺法。患者取仰卧位，医者将两手五指重叠，从上至下、从内至外、从右至左轻揉按，呈"S"形、"?"形反复数次，以患者腹部微热舒适为度。

【作用】顺行疏理，解痉通里。

【主治】腹胀便秘，食欲不振，消化不良，腹部脂肪过多。

4. 上腰穴

【定位】第2、第3腰椎棘突间旁开2～3 cm。

【方法】采用松解法、反射法。患者取俯卧位，医者用拇指或手掌根或半握拳置于上腰穴上，从轻到重按压或揉，反复操作，以局部微热舒适为度。注意用力要重些，使力透筋肌。

十五、排尿异常

排尿异常包括尿频、尿急、尿痛和尿意不尽等尿路刺激症状，多见于泌尿系统疾病，亦可由脊柱病变所引起。脊柱源性排尿异常多表现为尿频和尿急。尿频是指排尿次数明显增多（分生理性和病理性，后者常伴尿急、尿痛）；尿急是指尿意一来即须立即排尿的症状，因治疗不得当，使病情迁延，给患者身心带来很大的不良影响。

（一）诊断要点

（1）尿频、尿急症状的发生或加重，多与患者脊柱损伤相关，伴有头痛、头晕、乏力等神经衰弱症状，以及腰骶部、会阴区、大腿内侧不适感觉。

（2）颈部活动受限，颈肌紧张，颈椎棘突或椎旁压痛。腰背肌紧张，腰椎生理曲度改变，腰椎棘突单个或多个偏歪，棘上韧带肿胀或剥离。压痛点可在棘突峰，或在患椎棘突旁半横指处（相当于后关节在体表的投影位置），伴有或不伴有下肢放射痛。若棘突间隙压痛，是合并棘间韧带损伤，单纯腰椎后关节紊乱无此压痛。触诊患侧髂后上棘或下棘下缘位置较健者偏下者，为骶髂关节后错位，反之为前错位。触诊患者髂前上棘，位置较健侧偏下者（与肚脐连线延长）为前错位，反之为后错位。触诊腰骶关节隆起为骶椎后错位（仰头），凹陷为前错位（点头）。双下肢不等长，双足呈阴阳脚。

（3）X射线检查见开口位片环椎双侧的侧块不对称，环齿侧间隙及寰枢关节间隙左右不对称。侧位片寰椎后结节呈仰、倾式或旋转式错位。病程较长或慢性患者，腰椎前缘可出现骨质增生等 X 射线特征。属椎体后移（假性滑脱者），椎体后缘连线中断，患椎后移；反之，患椎前移为前滑脱。腰椎斜位片可辨别真性滑脱或假性滑脱。骨盆平片显示患侧骶髂关节密度增高，两侧关节间隙宽窄不一。两侧髂嵴最高点连线与坐骨结节线不相互平行，与经腹第 5 腰椎中点、骶骨中轴、耻骨联合面的连线不相垂直。腰椎侧弯或棘突偏歪，骶骨"点头"或"仰头"，骨盆矢状位片显示两耻骨支不对称。

（4）各项理化检查排除泌尿系统及其周围组织器官的炎症、结石、结核、肿瘤以及泌尿器官的器质性疾病。

（二）治疗

1. 上腰穴

【定位】第 2、第 3 腰椎棘突间旁开 2～3 cm。

【方法】采用松解法、反射法。患者取俯卧位，医者用拇指或手掌根或半握拳置于穴位上，从轻到重按压或揉搔，反复操作，以局部微热舒适为度。注意用力要重些，使力透筋肌。

2. 下腰穴

【定位】第 4、第 5 腰椎棘突间旁开 2～3 cm。

【方法】采用松解法、反射法。患者取俯卧位，医者用拇指或手掌根或半握拳置于下腰穴上，从轻到重按压或揉，反复操作，或将下肢提抬松解，以局部微热舒适为度。注意事项同"上腰穴"。

3. 臀中穴

【定位】臀部中央，相当于髂前上棘与骶尾关节连线中点外 2 cm。

【方法】采用松解法、反射法。患者取俯卧位，医者用拇指或肘尖置于臂中上，从轻到重点按，反复操作，用力较大，以患者能忍受，局部微热为度。注意手法力达深部。

4. 足背外穴（区）

【定位】多在足背外穴（区）侧第 4 至第 5 跖骨之间的中点。

【方法】采用反射法。患者取端坐位或仰卧位，医者用拇指置于足背外穴上，向上 30°稍用力，以患者能忍受且手法后舒适为宜，反复操作 3~5 遍。注意手法由轻到重，适度而止。

十六、便秘

便秘是指大便秘结，排便周期延长，或虽有便意但排便困难的病症，可见于多种急慢性疾病中。本病病位在肠，但与脾、胃、肝、肾的功能失调均有关联。外感寒热之邪、内伤饮食情志、阴阳气血不足等均可使肠腑壅塞或肠失温润，大肠传导不利而产生便秘。与脊柱相关的便秘主要是由于相关的自主神经功能紊乱而引起的。

（一）诊断要点

（1）大便秘结，排便周期延长，或虽有便意但排便困难，伴下腹部胀闷不适或深压痛，腰骶部隐痛、胀痛，下肢酸软、麻胀和怕冷，食欲不振、恶心、口苦、头晕，全身酸痛、乏力，精神萎靡，等等。

（2）腹软，无压痛、反跳痛，有时可在左下腹触及无痛性条索状肠管样粪块。可见有胸 10~腰 3 棘突不同程度的偏移，椎旁压痛、叩击痛，以及阳性病理物的出现；骶髂关节有错位，梨状肌有深压痛。化验检查大便常规显示正常。

（3）X 射线检查一般无阳性体征，可见胸、腰椎关节紊乱，棘突偏歪，甚至脊柱力线改变（侧弯），棘突间距异常，等等。

（4）肠电图检查显示波幅低、频率慢。

（5）大便常规、结肠镜镜检、钡餐灌肠未见明显异常。

（二）治疗

1. 上腰穴

【定位】第2、第3腰椎棘突间旁开2～3 cm。

【方法】采用松解法、反射法。患者取俯卧位，医者用拇指或手掌根或半握拳置于上腰穴上，从轻到重按压或揉搓，反复操作，以局部微热舒适为度。注意用力要重些，使力透筋肌。

2. 下腰穴

【定位】第4、第5腰椎棘突间旁开2～3 cm。

【方法】采用松解法、反射法。患者取俯卧位，医者用拇指或手掌根或半握拳置于下腰穴上，从轻到重按压或揉搓，反复操作，或将下肢提抬松解，以局部微热舒适为度。注意事项同"上腰穴"。

【作用】祛瘀行气，健肾通督，舒筋通络。

【主治】下腰胀痛或腰腿痛，下肢麻痛，腹痛，大小便异常。

3. 腹部联穴

【定位】按胃肠走行方向，呈"S"形、"?"形。

【方法】采用理顺法。患者取仰卧位，医者将两手五指重叠，从上至下、从内至外、从右至左轻揉按，呈"S"形、"?"形反复数次，以患者腹部微热舒适为度。

4. 下胸穴

【定位】第10胸椎棘突旁开2～3 cm。

【方法】采用松解法、反射法。患者取端坐位或俯卧位，医者用拇指指端置于下胸上，由轻到重按压，以患者胸部"得气"舒适为度。注意事项同"上胸穴"。

十七、肠胃功能紊乱症

本病是以腹痛、腹泻、便秘或便秘腹泻交替出现，并伴有自主神经功能紊乱的一种慢性功能性肠道病变。内脏小神经起于第10～第11胸交感节，穿膈肌而终于腹腔节。肠系膜下神经丛分布于结肠及直肠。由于脊柱椎间关节失稳、姿势不良、疲劳过度、受寒冷或失眠烦躁等致胸椎错位，因而损害并刺激胸交感神经，使交感神经兴奋或受压迫使交感神经抑制而发病。从生理病理方面分析，一个自主效应器被去除神经后，它将对化学物质的敏感性越来越强，称为去神经敏感性。胸椎及腰椎关节错位使交感神经节前纤维受到严重压迫，神经功能低下，肠壁细胞处于去神经的内脏感觉过敏状态，或许多正常食物或某些刺激性食物显示过敏现象不耐受而致肠功能紊乱症状诱发加重（临床表现为副交感神经相对兴奋状态）。

（一）诊断要点

（1）症状：①腹痛、腹部不适：常沿肠管有不适感或腹痛，可发展为绞痛，持续数分钟至数小时，以左下腹或下腹多见，也可位于脐周。②腹泻或不成形便：常于餐后，尤其是早餐后多次排便。亦可发生于其他时间，但不发生在夜间。腹泻或不成形便有时与正常便或便秘相交替，粪质量少而黏液量很多，但无脓血。便秘呈现干结、量少，呈羊粪状或细杆状，表面可附黏液。③其他消化道症状：胃肠胀气和消化不良，上腹胀满，频繁嗳气，餐后加重，常伴有口干、口苦等，可有排便不尽感、放屁多、排便窘迫感。④自主神经功能紊乱：焦虑、紧张、失眠、乏力、心悸、手足多汗、血压偏低、头面阵热与头晕等。⑤腹部多无阳性体征发现。血、尿、粪便检查、培养（至少 3 次）及潜血试验、肝功能、肾功能、电解质、血沉、甲状腺功能和血清酶学检查无异常。结肠镜检查：肠管痉挛持续时间长，收缩频繁，肠镜推进困难，肠腔内可见黏膜充血，黏液分泌增多或正常，组织活检正常。结肠功能测定：可行结肠内置管测压或吞下微型传感器和胃肠肌电图等方法测定肠运动功能。

（2）检查。①体征：盲肠和乙状结肠常可触及，盲肠多呈充气肠管样感觉；乙状结肠常呈索条样痉挛肠管或触及粪块。所触肠管可有轻度压痛，但压痛不固定，持续压迫时疼痛消失。部分病人肛门指诊有痛感，且有括约肌张力增高的感觉。②脊检所见：腰背部肌肉紧张，第 9 胸椎至第 2 腰椎棘突偏歪、椎旁压痛，棘上韧带和患椎有关的最长肌、多裂肌附着点有摩擦音。③X 射线检查：胸、腰椎间关节排列紊乱，左右关节突关节不对称，较重者脊椎侧弯，或棘突左右偏歪，或棘突间距上宽下窄或上窄下宽。

（二）治疗

1. 孔上穴

【定位】枕骨大孔上缘。

【方法】采用反射法。患者取端坐位，医者一手扶持头部，另一手用拇指尖于孔上穴向头顶方向推按，以患者感头顶部"得气"，局部微痛且舒适为度，持续操作时间为 5~10 min。注意操作时，用力方向要准确，力度要适中。

2. 中胸穴

【定位】第 7 胸椎棘突旁开 2~3 cm。

【方法】采用松解法、反射法。患者取端坐位或俯卧位，医者用拇指指端置于穴位上，由轻到重按压，以患者胸部"得气"舒适为度。注意事项同"上胸穴"。

3. 下胸穴

【定位】第 10 胸椎棘突旁开 2～3 cm。

【方法】采用松解法、反射法。患者取端坐位或俯卧位，医者用拇指指端置于穴位上，由轻到重按压，以患者胸部"得气"舒适为度。注意事项同"上胸穴"。

4. 腹部联穴

【定位】按胃肠走行方向，呈"S"形、"?"形。

【方法】采用理顺法。患者取仰卧位，医者将两手五指重叠，从上至下、从内至外、从右至左轻揉按，呈"S"形、"?"形反复数次，以患者腹部微热舒适为度。

十八、月经失调

月经失调泛指各种原因引起的月经改变，主要包括经期与经量的变化，是妇女病中最常见的症状之一。神经内分泌功能失调、器质病变或药物服用不当是导致月经失调的主要原因，而腰骶椎病变所致的盆交感神经丛受刺激（或受压）而使盆腔脏器功能失调亦可造成月经失调，称为脊源性月经失调。本病属于中医学"月经病"的范畴。

（一）诊断要点

（1）月经失调超过 1 年以上并伴有腰部外伤史，腰部疼痛及不同程度的腰部活动受限。

（2）X 射线检查见腰骶关节或骶髂关节损伤。

（3）妇科检查排除生殖系统的病理因素或损伤。

（4）B 超检查子宫附件无异常。

（5）除药物、环境及情绪等因素造成的月经失调。

（6）对月经延期者，按常规用黄体酮、己烯雌酚治疗无效者。

（二）治疗

1. 臀中穴

【定位】臀部中央，相当于髂前上棘与骶尾关节连线中点外2 cm。

【方法】采用松解法、反射法。患者取俯卧位，医者用拇指或肘尖置于臀中穴上，从轻到重点按，反复操作，用力较大，以患者能忍受，局部微热为度。注意手法应力达深部。

2. 腹部联穴（2线）

【定位】按胃肠走行方向，呈"S"形、"?"形。

【方法】采用理顺法。患者取仰卧位，医者将两手五指重叠，从上至下、从内至外、从右至左轻揉按，呈"S"形、"?"形反复数次，以患者腹部微热舒适为度。

3. 手背外穴（区）

【定位】手部背侧第4、第5掌骨之间中点。

【方法】采用反射法。患者取端坐位或仰卧位，医者用拇指置于手背外穴上，向上30°稍用力，以患者能忍受且手法后舒适为宜，反复操作3～5遍。注意，操作时寻找最痛点进行手法，止痛效果更佳。

十九、痛经

痛经是指妇女在经期及其前后，出现小腹或腰部疼痛，甚至痛及腰骶。随月经周期而发，严重者可伴有恶心呕吐、冷汗淋漓、手足厥冷甚至昏厥，给工作及生活带来影响。目前临床常将痛经分为原发性和继发性两种，原发性痛经多指生殖器官无明显病变者，故又称功能性痛经，多见于青春期少女、未婚及已婚未育者，此种痛经在正常分娩后疼痛多可缓解或消失；继发性痛经则多因生殖器官有器质性病变所致。与脊柱相关的痛经主要是腰骶椎病变所致的盆交感神经受刺激所引起的疼痛，在临床上尤以原发性痛经多见。

（一）诊断要点

（1）患者常有外伤史或慢性劳损史。本病一般根据病史、症状、体征就能做出明确诊断。

（2）不适感，疼痛或酸胀，肌肉紧张，有广泛压痛点。

（3）X射线检查见脊柱正常生理弯曲有不同程度的变直或反张。

（二）治疗

1. 腹部联穴（2线）

【定位】按胃肠走行方向，呈"S"形、"?"形。

【方法】采用理顺法。患者取仰卧位，医者将两手五指重叠，从上至下、从内至外、从右至左轻揉按，呈"S"形、"?"形反复数次，以患者腹部微热舒适为度。

2. 臀中穴

【定位】臀部中央，相当于髂前上棘与骶尾关节连线中点外2 cm。

【方法】采用松解法、反射法。患者取俯卧位，医者用拇指或肘尖置于穴位上，从轻到重点按，反复操作，用力较大，以患者能忍受，局部微热为度。注意手法力达深部。

3. 手背外穴（区）

【定位】手部背侧第4、第5掌骨之间的中点。

【方法】采用反射法。患者取端坐位或仰卧位，医者用拇指置于手背外穴上，向上 30°稍用力，以患者能忍受且手法后舒适为宜，反复操作 3～5 遍。注意操作时寻找最痛点进行手法，止痛效果更佳。

4. 足背外穴（区）

【定位】多在足背外穴（区）侧第 4 至第 5 跖骨之间的中点。

【方法】采用反射法。患者取端坐位或仰卧位，医者用拇指置于穴位上，向上 30°稍用力，以患者能忍受且手法后舒适为宜，反复操作 3～5 遍。注意手法由轻到重，适度而止。

【作用】祛瘀止痛，舒筋通络。

【主治】痛症，特别是头痛、颈痛、牙痛、肩痛，打呃，心悸，尿少。

二十、性功能障碍

性功能障碍在此特指男性勃起功能障碍，亦称为"阳痿"，表现为阴茎痿软不举，或举而不坚，不能持久，等等。造成阳痿的原因众多，但因脊柱力学平衡功能失调所致者称为脊源性性功能障碍，在中医里属"阳痿"范畴。

（一）诊断要点

（1）大部分患者有腰部或胸部外伤史，或慢性劳损病史。

（2）好发于中年人，排除精神因素及其他器官疾病，如慢性肾衰、多发性硬化症、甲亢等所造成的阳痿。

（3）表现为性欲减退，阴茎痿而不举，举而不坚，伴随腰背酸痛、头晕、失眠、记忆力减退、心慌、下肢酸累或麻胀不适、怕冷、腰活动及行走均觉不利等症状。

（4）查体可见腰肌紧张度增高，胸椎或腰椎棘突偏歪并伴有棘上叩痛或椎旁压痛，两侧髂后上棘不等高伴有一侧髂后上棘叩痛或压痛，深部按压梨状肌时发现条索样硬结或可伴有明显的压痛。

（5）腰椎正侧位片及骨盆平片可见椎间隙模糊、椎体骨质增生等改变。

（6）手法治疗后症状有所改善者。

（二）治疗

1. 上腰穴

【定位】第2、第3腰椎棘突间旁开2～3 cm。

【方法】采用松解法、反射法。患者取俯卧位，医者用拇指或手掌根或半握拳置于上腰穴上，从轻到重按压或揉，反复操作，以局部微热舒适为度。注意用力要重些，使力透筋肌。

2. 下腰穴

【定位】第4、第5腰椎棘突间旁开2～3 cm。

【方法】采用松解法、反射法。患者取俯卧位，医者用拇指或手掌根或半握拳置于下腰穴上，从轻到重按压或揉搓，反复操作，或将下肢提抬松解，以局部微热舒适为度。注意事项同"上腰穴"。

3. 臀中穴

【定位】臀部中央，相当于髂前上棘与骶尾关节连线中点外2 cm。

【方法】采用松解法、反射法。患者取俯卧位，医者用拇指或肘尖置于臀中穴上，从轻到重点按，反复操作，用力较大，以患者能忍受、局部微热为度。注意手法力达深部。

二十一、排汗异常

中医认为，汗由津液和血液化生，而津液和血属阴，故有"汗为阴液"的说法。《黄帝内经》指出，"阳加于阴谓之汗"，认为体内阳盛，阳盛则热，热之熏蒸阴液则化汗而出。自发性局限性及全身性多汗或少汗为某些器质性疾病，如丘脑、内囊、纹状体或脑干等受到某种损害时可出现排汗异常，偏头痛、脑炎后遗症等亦可出现排汗异常。此外，小脑、延髓、脊髓、神经节、神经干的损伤、炎症及交感神经系统的疾病，均可引起全身或局部多汗或少汗，本节介绍因颈椎位置发生改变，牵涉或刺激一侧交感神经节所引起的多汗或少汗。

（一）诊断要点

（1）症状：一侧肌肉明显紧张，颈部活动度受限，特别是转头时，还伴有明显的疼痛，颈椎棘突偏移、压痛，一侧面部潮红、多汗、心慌，且颈部不适发生频率越来越高，反复落枕，出汗多的现象也越来越严重。多数病例表现为阵发性局限性多汗，亦有泛发性、全身性，或偏侧性及两侧对称性多汗。汗液分泌量不定，常在皮肤表面结成汗珠。气候炎热、剧烈运动或情感激动时加剧。

（2）检查见颈椎棘突偏歪，偏歪脊旁压痛，或胸椎棘突偏歪或高隆、压痛，项及棘上韧带可有剥离。

（二）治疗

1. 颈前穴

【定位】胸锁乳突肌下 1/3 处前2 cm。

【方法】采用传导法。患者取端坐体位，以右为例，医者右手扶持头部，使患者头偏右侧 30°，左手拇指指腹按于颈前穴上，轻轻斜向下按压，以胸口"得气"舒适为度。注意不宜用暴力。

2. 颈侧穴

【定位】下颌角后下3 cm，颈侧面中点。

【方法】用拇指指腹于颈侧穴上揉按，从轻到重，方向或斜向上或斜向下，以患者舒适为度。注意操作时，力度适中。如两侧穴同时按压，时间不宜超过15 s，以免引起脑缺血性眩晕。

第二章　经筋手法

第一节　经筋手法概论

经筋体系，简称经筋，为经络体系构成之一。它包括十二经筋、十二经别及十二皮部，且以十二经筋为核心。十二经筋是十二经脉所连接的筋肉系统，故经筋是受经脉支配的，即"脉引筋气"（杨上善《太素·经筋》注）。

经筋相当于现代医学解剖的皮肤、皮下组织、筋膜、肌肉、肌腱、关节囊、关节软骨、滑液囊、腱鞘、韧带、神经、血管等有机复合结构，它缠绕关节，联系全身，覆盖脏腑，维护人体形体的整体统一和活动功能。经筋起于人体四肢的末端，结聚于骨骼和关节部，有的进入胸腹，但没有联络到脏腑。与经络相似，手足三阳经筋都到达头目，手三阴经筋到达胸膈，足三阴经筋到达阴部。一切事物都可分阴阳，同时两者之间又是相互联系的，经筋的命名也有阴阳之分，一阴一阳衍化为三阴三阳，相互之间具有对应关系。

经筋学说，就是研究经筋体系构成分布、生理功能、病因病理及其与脏腑筋骨相互关系的理论学说。古代中医的经筋学理论，已经从基础理论到临床实践，构成了初步的诊疗模式，但比较简单，缺乏重要具体的内容，如古人在十二经筋的循行图上没有明确标注穴位。经筋疗法源于《黄帝内经》中的《灵枢经·经筋篇》，是在经筋学说指导下，诊断经筋病症，并采取针对性强、规范化的符合组织生物力学的手法治疗，达到调整人体上下左右阴阳平衡，通过疏经理筋而达到治疗目的。

经筋学说是中医基础理论的重要组成部分。马王堆出土的公元前5～7世纪的竹帛古医书《阴阳十一脉灸经》《足臂十一脉灸经》提出了"经络"的概念，也是最早出现"筋"的医学文献。《黄帝内经》系统阐述了经脉学理论和经筋学理论，《灵枢·经筋》是我国现存最早论述经筋学的论著，它在文中详细记载了十二经筋的循行、病候，如主干或分支有病，会出现转筋、肿痛、痉挛，脊反折，项筋急，肩不举，颈项不可左右摇，腰背不能俯仰，等等，并对经筋病症诊治进行了指导性的论述。《灵枢·经筋》将各筋病候总括为："经筋之病，寒则反折筋急，热则筋弛纵不收，阴痿不用。"治疗上"治在燔针劫刺，以知为数，以痛为输"。经筋"主束骨而利机关"，连缀百骸，维络周身，牵筋动节，主司运动。人一生劳作，尽筋承力，维筋劳损，反复劳损，必成"横络"。横络者，盛加经脉之结筋也。横络卡压，疼痛在所难免，治疗较为棘手。《黄帝内经》也提到"一经上实下虚而不通者，此必有横络盛加于大经，令之不通，视而泻之，此所谓解结也"，同时又提到"善行水者，不可往冰；善穿地者，不可凿冻；善用针者，亦不可取四厥…然后视其病，脉淖泽者，刺而平之；坚紧者，破而散之，气下乃止，此所谓解结也"。平常我们处理的顽痛病痹，普通的针刺不能使之通达，其实是结筋未能很好松解的缘故，其治疗是没有考虑经络之外尚有经筋，在调经通络后进行理筋松筋才会起到更好的治疗效果。隋代巢元方首次倡导经筋手法，所著《诸病源候论》说："夫金疮愈以后，肌肉充满，不得屈伸者，此由伤绝经筋，""夫腕伤重者，为断皮肉骨髓，伤筋脉……所以须善系缚，按摩导引，令其血气复。"后世医家如成无己、王焘等对经筋病候进一步阐发。明清之时，经筋认识及治法日趋形成共识，张景岳《类经》提到十二经筋刺法，李中梓《病机沙象》提及"经筋所过，皆能为痛"。吴谦《医宗金鉴·正骨心法要旨》开宗明义言及："十二经筋之罗列序属，又各不同，故必素知其体相，识其部位，一旦临症，机触于外，巧生于内，手随以转，法从手出。"

经筋理论在历史中也遇到过发展阻碍，晋代医家皇甫谧将《黄帝内经》《明堂孔穴针灸治要》等书的针灸内容汇集整理，进行了标准化点位整理，确立了349个腧穴位置，对后世针灸学的发展有很大促进作用。虽然他的解剖定位不是很明了，但是仍为后人提供了一定的研究基础，后世沿袭这一体表标志应用研究，形成了现代针灸腧穴理论。因为该书对经脉体系的突显推动，也导致此后人们对经筋体系的忽略和扬弃。唐代孙思邈在《千金方》中绘制了彩色经脉图以及"阿是"的取穴法，书中还记载了大量各种病症的针灸治法，进一步推动了经脉体系研究和应用，其中阿是穴，按之"即得便快或痛"之压痛者，多是经筋体系的结筋病灶点，但是被后世误解为"无确定位置"，这更导致对经筋体系的忽视。明清之后，针灸学在起伏跌宕中前进，经筋理论和应用被隐没，或仅为骨伤康复手法的附庸理论。而实际上骨伤医生也常常意识不到经筋，相反更强调正骨之后要循经脉按腧穴，而经筋与针灸学几乎隔绝。

新中国成立后，党和国家对中医学高度关注，针灸学也得到了空前的发展。国家先后建立了针灸研究机构，发展针灸高等教育，整理针灸古籍，出版针灸著作、学术刊物，采用现代科学技术开展针灸临床研究，同时针灸界有学者开始注意经筋问题。针对起初尚因循传统的经筋就是经脉的连属部分这一观念开展应用研究，突破虽不多，但引导着一批推拿按摩医生更重视经筋的治疗。直至20世纪70年代，经筋的研究有了本质上的突破，从概念到理论、从临床到科研，改变了经筋被边缘化或"筋"与"脉"不分的局面，从而开辟了针灸研究的新领域。尤其从经筋基本概念到筋痹特殊病理，从横络形成机制到解结大法，特别是遵循经筋分布结聚的经典论述，用解剖学知识予以分析，为经筋辨证论治奠定了西为中用的解剖学基础。经过几代人不断研究、整理，从理、法、针、治疗点各方面，形成一整套学科体系，经筋理论不断得到发展。同样，由于对中医针灸的狂热追求，西方医学家也对经筋系统深入研究，他们主要结合筋膜解剖进行阐述，比较有名的当属美国的 Thomas W. Myers，他所著的《解剖列车》虽然是从西方的解剖学中发展起来的，但是他们后期也比较了经筋系统中经筋的分布与解剖列车的路线，发现针灸刺激作用的机制可能与筋膜平面间细胞外基质的机械能转换有关。

近代以来，经筋手法逐渐湮没于民间，直至近年来，经海峡两岸学者挖掘整理，经筋手法始又重新获得重视。经临床运用，揭示了200多个定位准确、得气显著、治疗起效迅速的经筋穴位，对100多种常见疾病疗效显著，尤其对其中的40余种疑难杂症如神经衰弱、头痛等有独特疗效。相对而言，大陆经筋手法侧重于临床总结，积累大量经验；台湾学者则以病为纲，着重于对手法的研究。经筋手法，古已有之，在当前回归自然、绿色疗法时代的趋势下，经筋手法将在现代科学技术的参与下更加充实、完善、成熟，获得更广泛的运用，它对于推动我国乃至世界非药物疗法发展，无疑具有深远的意义。

第二节　经筋手法理论基础

一、经筋体系构成

经络体系包含经脉体系和经筋体系，前者由十二经脉、奇经八脉及络脉组成，后者由十二经筋、十二经别及十二皮部组成。

（一）十二经筋

经筋大都以阴阳来命名。一切事物都可分为阴和阳两方面，阴阳之间又是互相联系的。经络的命名就包含有这种意思。一阴一阳衍化为三阴三阳，相互之间具有对应关系。十二经筋分布于肌筋膜带及肢节的经络连属，是十二经脉的外周部分。它总括全身之筋，并与脉为系，为十二经脉之气结聚散络于筋肉关节的体系。如《素问·痿论》所说："宗筋主束骨而利机关也。"有连缀四肢百骸、主司关节运动的作用。其功能有赖于经络气血的濡养，并受十二经脉的调节。十二经筋由手足三阴三阳的经筋所组成。十二经筋与十二经脉走行大体相同，但亦具有自己的特点。

（1）伴同名经脉分布，但不入脏腑。各经筋的循行分布路线与其同名经脉的走行大部分相合，即某经脉循行路径周围的筋肉组织，多为同名经筋所统辖，但也有部分经筋还循行至同名经脉未及之处，如手阳明之筋绕肩胛、挟脊。个别经筋的循行分布短于经脉，如足厥阴之筋仅循行至阴器而上止。手足三阳之筋上布于头面而维系五官，经脉与经筋命名相同，但因均不入脏腑，与脏腑之间没有隶属关系，故命名不冠上脏腑的名称。

（2）起于四肢指爪，循行走向呈向心性。十二经筋皆起于四肢末端，沿四肢关节上行，循行走向呈向心性，阴经多止于胸腹；阳经上行至颈项，止于头面或胸腹部。具体为手三阳之筋从手走头，手三阴之筋从手走胸；足三阳之筋从足走面，足三阴之筋从足走腹。十二经筋循行方向的一致性决定了十二经筋不可能有十二经脉那样阴阳表里两经以及同名经的交接程序。除足少阴之筋合足太阳之筋外，其余经筋间无表里相合关系。

（3）有结聚之性。经筋在循行途中，遇关节及筋肉丰盛之处则结合、联结，如足太阳筋结于踝、膝、腘、臀，手阳明之筋结于腕、肘、肩，手太阴之筋结于鱼际等，符合《素问·五脏生成》所说的"诸筋者，皆属于节"。十二经筋之间在人体特定部位结、聚而发生联系，在结构上相互联系，在功能上相互配合，协调人体的运动，如足三阳、手阳明之筋皆结于颧部，足三阴、足阳明之筋皆聚于阴器，手三阴之筋结合于膈部。相邻经筋间还通过循行途中的相交、相合而发生联系，如足阳明之筋合少阳、太阳，手少阳之筋合手太阳，手少阴之筋交太阴，尤其是足厥阴经筋，除结于阴器外，并能总络诸筋。三阴三阳是从阴阳气的盛衰（多少）来分：阴气最盛为太阴，其次为少阴，再次为厥阴；阳气最盛为阳明，其次为太阳，再次为少阳。具体分布如下：

1. 足太阳经筋

起于足小趾，有主次2支：次支沿小趾背侧向后上行，结于踝关节，从外踝沿下肢外侧斜上行结于膝部；主支从小趾起，沿足外侧向后行，结于足跟，沿跟腱上行，结于腘外侧。在腓肠肌腱外侧处，分支上行走小腿后面，结于腘内侧；内外2支在腘窝上方，并行于股后面，结于臀部。向上行沿脊旁上项。在项部有一分支，前行结于舌根。其主干上行结于枕骨。入枕上行经头顶，下行前额，结于鼻，并分布于上眼睑。结于鼻者，又下行结于鼻旁。从背部肩胛下角分出 2 支：第一支入腋后向外上方斜行，经过肩胛结于肩峰关节；第二支从腋后入腋下，出腋前，斜行经胸出于缺盆，再上行结于耳后乳。入缺盆处又分出一支，斜行经面颊结于鼻旁。（见图3-31)

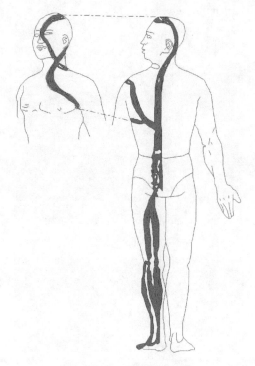

图 3-31 足太阳经筋

2. 足少阳经筋

起于第四、第五趾，向后行于足背，结于踝关节。向上沿胫骨外侧，结于膝关节外侧。在膝关节处有一分支，斜行于股前的伏兔穴。其主干，上行股外侧至髋关节处，在髋关节下方有一分支，斜行至骶部。主干入髋关节处上行，经过腹侧、胸侧，上行至腋前方分布于胸的乳部，再上行结于缺盆。在腋前方有一分支，自腋前上至缺盆，与前支会合。入缺盆上行，沿足太阳经筋前方，经耳后绕至额角，左右交会于头顶。在额前处有一分支，下走耳前，至下颌，再转向颧骨前方上行，结于鼻旁。在鼻旁的下方又分支，斜行结于眼外角。（见图3-32）

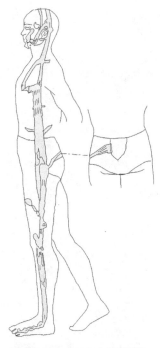

图3-32 足少阳经筋

3. 足阳明经筋

起于第二、第三、第四足趾端，沿足背向上行，结于踝关节。在踝关节分为内外2支：外侧支，从踝关节起，外斜沿腓骨上行，结于股骨大转子处，向上经胁肋转向背部连系于胸椎；内侧支，从踝关节起，上沿胫骨，结于膝关节前，分支结于胫骨的外侧，与足少阳经筋相合。从膝关节沿股前面上行，结于腹股沟的耻骨。上行沿腹正中线两侧，结于缺盆的胸锁关节处，上颈至下颌。在下颌分前后 2 支，前支从下颌起，沿口角外侧上行会于鼻侧，结于鼻部，并分布于下眼睑，上方合于足太阳经筋；后支从下颌起，在颊部斜行向上结于耳前。（见图 3-33）

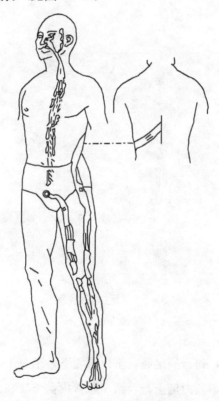

图 3-33　足阳明经筋

4. 足太阴经筋

起于大趾端内侧，向后走足背内侧，结于踝关节。沿小腿内侧上行，结于膝关节内侧。上行沿股内侧，结于股前，聚集于会阴

部。上行腹中线两侧，结于脐部。从脐上行腹内，结于肋骨，散布胸中，附着于胸内脊柱。（见图 3 – 34）

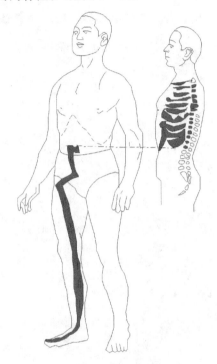

图 3 – 34　足太阴经筋

5. 足少阴经筋

起于小趾下，斜行经足底，至内踝之下，结于足跟，在些与足太阳经筋合。沿下肢内侧上行，结于胫骨内髁下，在此与足太阴经筋合。沿股内侧上行，结于会阴部耻骨。从会阴部上行入腹，沿脊椎的腹侧两旁，上行经颈结于枕骨与足太阳经筋会合。（见图 3 – 35）

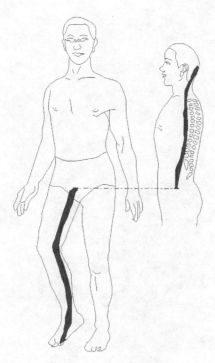

图 3 - 35　足少阴经筋

6. 足厥阴经筋

起于大趾之上，沿第一跖骨行于足背，结于内踝之前。沿胫骨内侧上行，结于胫骨内髁之下。向上沿股内侧，结于会阴部耻骨，在此联络各经筋。（见图 3 - 36）

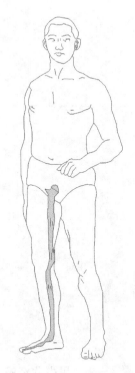

图 3 - 36　足厥阴经筋

7. 手太阳经筋

起于小指背面和外侧，上行手背，结于腕关节背面尺侧。上行前臂尺侧面，结于肘关节、肱骨内上髁后。上行沿上臂后面尺侧，结于腋下。从腋下走腋后，分布于肩胛，自肩胛上行于颈，走足太阳经筋之前，结于耳后乳突。从乳突入耳中，出耳前，分为 2 支：一支从耳前下行，结于下颌；另一支从耳前斜行向上分布于眼外角。（见图3 -37）

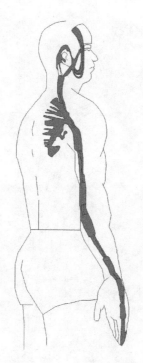

图 3-37　手太阳经筋

8. 手阳明经筋

起于第二手指及拇指的背面尺侧，上行手背，结于腕关节背面桡侧。从腕关节上行沿前臂背面桡侧，结于肘关节外面桡侧。由肘关节上行经上臂外侧，结于肩髃的肩锁关节。在此分支，向后经过肩胛，分布于脊柱。其主支，从肩锁关节上行经颈部至下颌。在此分为长短两支：短支向上行于面颊，结于鼻旁；长支从下颌部起，沿手太阳经筋前面，上至额角，经前额达对侧额角，与对侧经筋相衔接。（见图 3-38）

215

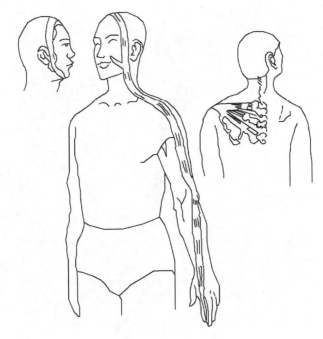

图 3－38　手阳明经筋

9. 手少阳经筋

　　起于第四、第五指端背侧，上行于掌背，结于腕关节背侧。沿前臂外侧上行，结于肘关节背面。从肘关节上行绕臂外侧上肩，上行经过颈部侧面，会合手太阳经筋。在下颌角处分为2支：一支进入舌根；另一支从下颌角上行，分布于牙齿、面颊、耳前、外眼角，从外眼角上行经额部，结于额角。（见图3－39）

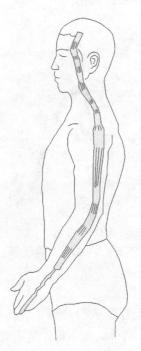

图 3－39　手少阳经筋

10. 手太阴经筋

　　起于手拇指之上，循指上行，结于鱼际后的腕关节掌面桡侧。从腕关节桡侧，沿前臂桡侧上行，结于肘关节掌面桡侧。从肘关节上行沿上臂内侧屈向腋下，从腋下上行分布于缺盆，再外行结于肩锁关节上前方。从缺盆下行络于胸里，分散于膈部，会合于膈下到达季肋部。（见图 3－40）

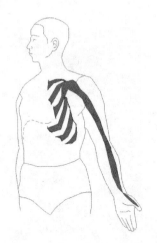

图 3-40　手太阴经筋

11. 手厥阴经筋

起于中指掌面，上行经掌心至腕关节，与手太阴经筋并行而上，结于肘关节屈面。沿臂内侧上行，结于腋下，从腋下分布于前后胸胁部分。其主支入腋内，散于胸中，结于膈下。（见图 3-41）

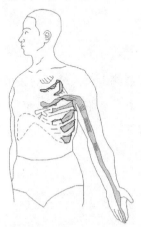

图 3-41　手厥阴经筋

12. 手少阴经筋

起于小指的掌面，沿第五掌骨掌面上行，结于腕部豆骨。上行沿尺骨内侧面，结于肘关节尺侧。上行沿上臂内面后侧入腋内，与手太阴经筋相交。由腋入胸分布在乳部后上下，结于胸中。下行经过膈，结于脐部。（见图 3－42）

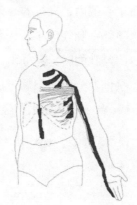

图 3-42　手少阴经筋

（二）十二经别

十二经别是指手足十二经脉在循行途中出、入、离、合的别出支脉。出，即浅出体表；入，即深入脏腑；离，即从四肢部分别出；合，即分别注入六阳经脉合于正经。它们深入机体深层，络属脏腑，而后复出体表，复归合于本经脉或合于阴阳表里配偶之经脉的组织。十二经别主要加强内外的联系，有濡养脏腑的作用，以适应机体生理功能的需要，达到调节内外环境平衡的目的。

十二经别多从四肢部各自的正经分出，进入胸腹腔，阴阳经别并行与有关脏腑联系，而后在头颈部出来，在此阳经经别合入原经脉，阴经经别也合于相表里的阳经经脉。手足三阴、三阳经别依据阴阳表里关系汇合成六组，在头顶合于六阳经脉，故又称为"六合"。

1. 足太阳与足少阴经别（一合）

足太阳经别从足太阳经脉的腘窝部分出，其中一条支脉在骶骨下 5 寸处别行进入肛门，上行归属膀胱，散布联络肾脏，沿脊柱两旁的肌肉到心脏后散布于心脏内；直行的一条支脉，从脊柱两旁的肌肉处继续上行，浅出项部，脉气仍注入足太阳经。

足少阴经别从足少阴经脉的腘窝部分出，与足太阳的经别相合并行，上至肾，在第二腰椎处分出，归属带脉；直行的一条继续上行，系舌根，再浅出项部，脉气注入足太阳经经别。（见图 3 - 43）

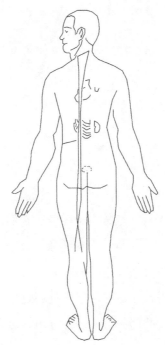

图 3 - 43　足太阳与足少阴经别

2. 足少阳与足厥阴经别（二合）

足少阳经别从足少阳经脉在大腿外侧循行部位分出，绕过大腿前侧，进入毛际，同足厥阴经别会合，上行进入季肋之间，沿胸腔里，归属于胆，散布而上达肝脏，通过心脏，挟食道上行，浅出下颌、口旁，散布在面部，系目系，当目外眦部，脉气仍注入足少阳经。

足厥阴经别从足厥阴经脉的足背上处分出，上行至毛际，与足少阳经别会合并行。（见图 3－44）

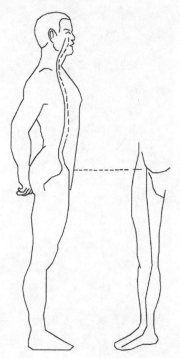

图 3－44　足少阳与足厥阴经别

3. 足阳明与足太阴经别（三合）

足阳明经别从足阳明经脉的大腿前面处分出，进入腹腔里面，归属于胃，散布到脾脏，向上通过心脏，沿食道浅出口腔，上达鼻根及目眶下，回过来联系目系，脉气仍注入足阳明经。

足太阴经别从足大阴经脉的股内侧分出后到大腿前面，同足阳明经别相合并行，向上结于咽，贯通舌中。（见图 3 - 45）

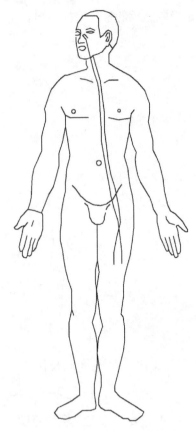

图 3 - 45   足阳明与足太阴经别

4. 手太阳与手少阴经别（四合）

手太阳经别从手太阳经脉的肩关节部分出，向下入腋窝，行向心脏，联系小肠。

手少阴经别从手少阴经脉的腋窝两筋之间分出后，进入胸腔，归属于心脏，向上走到喉咙，浅出面部，在目内眦与手太阳经相合。（见图 3 - 46）

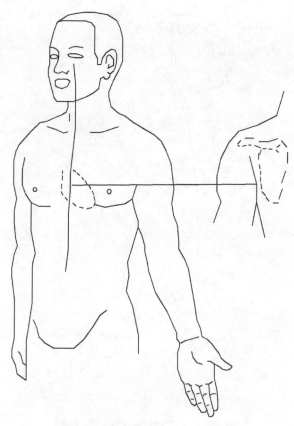

图 3 - 46　手太阳与手少阴经别

5. 手少阳与手厥阴经别（五合）

手少阳经别从手少阳经脉的头顶部分出，向下进入锁骨上窝，经过上、中、下三焦，散布于胸中。

手厥阴经别从手厥阴经脉的腋下 3 寸处分出，进入胸腔，分别归属于上、中、下三焦，向下沿着喉咙，浅出于耳后，于乳突下同手少阳经会合。（见图 3-47）

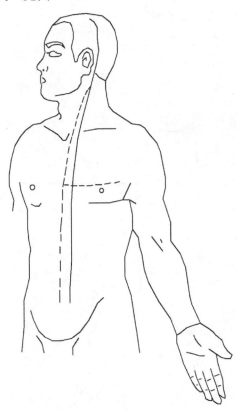

图 3-47　手少阳与手厥阴经别

6. 手阳明与手太阴经别（六合）

手阳明经别从手阳明经脉的肩髃穴处分出，进入项后柱骨，向下者走向大肠，归属于肺；向上者，沿喉咙，浅出于锁骨上窝，脉气仍归属于手阳明经。

手太阴经别从手太阴经脉的渊腋处分出，行于手少阴经别之前，进入胸腔，走向肺脏，散布于大肠，向上浅出锁骨上窝，沿喉咙，合于手阳明经别。（见图3-48）

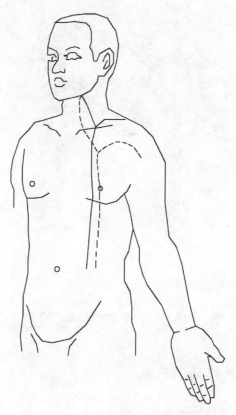

图 3-48 手阳明与手太阴经别

（三）十二皮部

《素问·皮部论》说"皮有分部""欲知皮部以经脉为纪者，诸经皆然"。十二皮部就是十二经脉及其所属络脉在皮表的分区。它是十二经脉功能活动反映于体表的部位，也是络脉之气散布的所在。十二皮部将手足同名经合为六经，《素问·皮部论》曾为其定名。（见图 3-49）。

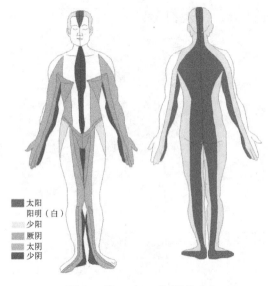

太阳
阳明（白）
少阳
厥阴
太阴
少阴

图 3-49　十二皮部分布

第三节　经筋手法技术规范及适应证

一、经筋疾病的诊断

由于经筋体系是机体庞大而复杂的综合性器官，分布交错重叠，使得经筋疾病的临床表现具有广泛性、多形性、复杂性的特点，临床诊断需要注意鉴别。《灵枢·经水》说："审、切、循、扪、按，视其寒温盛衰而调之，是为因适而为之真也。"可以根据以下要点做出诊断：

1. 既往病史

经筋疾病多发生在中老年，但在青壮年也不少见，多因外伤、劳损、感受风寒湿热邪等致病。

2. 症状表现

所累经筋之处多有局部酸胀、困倦、重滞、麻木、疼痛、肿胀、乏力感、痉挛、肌紧张、寒热感及不同程度的功能障碍（如俯仰、屈伸、旋转、举抬、内收、外展等动作不便）等症状。除此之外，常伴有脑神经、内脏系统等的多种症状，而且这些症状常与局部损伤程度和症状变化有密切的关系。应根据患者症状表现的具体部位，初步判定哪条经筋有病。

3. 循经查灶

经筋疾病的诊断可通过循经检查经筋病灶阳性部位来确定。经筋病灶也称筋结，是指机体筋肉器质病变状态下所形成具有形征可查的临床表现，为经筋病变的阳性成分。正如《黄帝内经太素·经筋》所言："以筋为阴阳气之所资，中无有空，不得通于阴阳之气上下往来，然邪入腠袭筋为病，不能移输，遂以病居痛处为输。"利用医者的手进行物理触诊，探查筋结的位置和阳性体征的不同表现，判断它的性质与规律，找出筋结与症状、原发性筋结与继发性筋结的关系，而后予以手法辨证施治，是取得根治经筋疾病的关键。

经筋病灶，与经筋的组织成分、结构、形状、所处部位、病情轻重、病程长短、机体状态等密切关联。根据筋结远近来分，筋结可分为近侧筋结和远侧筋结，前者多在病灶周围，后者多在四肢关节部，尤其是末端。根据筋结种类来分，筋结可分为局部筋结、固定筋结和疾病筋结。局部筋结是指各个病人在病灶局部的筋结；固定筋结是指无论何种病因，产生某一特定症状，必然在某一固定位置存在筋结，如头痛在双侧太阳穴及周围、双侧风池穴及周围找到压痛；疾病筋结是指某一部位（主要是骨关节），产生紊乱后在其解剖位置上的筋结，如颈椎病虽然症状繁多，但多在颈椎局部有压痛筋结。由于病因各异、病位不同，筋结形征千变万化，但主要表现为实质性筋结与感觉性筋结。实质性筋结于病灶处扪及结节或条索，于躯体的分布较广泛，其病灶出现同经筋病变部位吻合，但有主次及先后症状表现之分。结节多见于肌腱起止点、受力点、腱鞘部、关节等周围，常可触到小颗粒状结节，小者若芝麻、粟米，中者如绿豆，较大者若蚕豆样，边缘界限清楚，多呈硬结样，触压异常敏感甚则剧痛，即痛性结节。条索物则好发于肌肉丰厚处，如腰背部、臀部、颈肩部等，周围肌群多有紧张感，病灶呈线样、竹片状、索状、梭状等，弹拨之有酸胀麻痛感。感觉性筋结可发于全身各处肌筋，在医者指端之下，虽未触及结节或条索之物，但患者自觉有酸、痛、麻、胀、放射等异样感觉，病灶可呈点状、块状、线状或区域分布。例如，足太阳经筋病变可自颈、背、腰、臀及大小腿至足底，可根据病变过程查出节段性病灶。实质性筋结与感觉性筋结并无截然区别，临床上常混合出现。一般而言，前者病程较久，然病位局限；后者多起于代偿初期，然病位可能有所发展活动。

循经查灶实施方法：患者一般取仰卧位或俯卧位，医者立于其右侧，根据受检部位不同，分别用拇指和食指的指尖、指腹、大小鱼际、拇指对立于其余四指之钳指或肘前对受检经筋区域从浅、中、深层次搜查病灶，由浅而深，由轻而重，施以按、压、摸、捏、弹拨、钳夹、叩击等手法，观察在有关的经筋循行路线上有无条索、结节、酸胀感、疼痛等敏感点或敏感区。确定痛点是寻找病灶最直接的方法。压痛的效果常与健侧对比，分析痛的轻重、深浅、过敏或迟钝、局限或广泛、有无放射痛等。在检查实质性筋结时，要根据肌纤维分布方向和肌张力，施以不同的角度和方向、不同的量度及不同的手法。探查这一区域的微型病灶，提高分辨能力，正确辨别出该区域肌筋的阳性病灶，发挥拇指指尖及指腹的作用。另外，触摸患部皮肤的温度，可以有助于判断病变的性质。如风寒之邪郁塞经脉，气血运行受阻，肤温可下降，化热则有肤温升高。并注意检查病位周围（上下左右）的变化，通过左右两侧对比方法，结合患者对检查的反应，识别阳性病灶是否存在及其表现特征，从所出部位及其与周围组织的关系等获得阳性病灶。

十二经筋起于四肢末端，走向头身。因此全身经筋查灶，以足为先，一般检查顺序是从足而上，至下肢，至腰背胸腹；再从手开始，至上肢，至颈项头面。若根据患者主诉，初步判定哪条经筋有病，受阻不通，直接以手法检查有关经筋通道，查出明显的及隐伏性的阳性病灶。有的患者有多条经筋损伤，宜综合分析，以免遗漏。

4. X 射线检查

X 射线检查是经筋疾病有价值的诊断方法之一。一方面，X 射线检查可以直接或间接反映骨关节及其周围软组织既往病况和当下情况，发现骨折、结核、肿瘤等表现以资鉴别诊断。另一方面，经筋疾病多合并有骨关节错缝，X 射线检查能显示骨关节关系，判断有否错缝，以行筋骨并治，指导治疗。

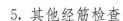
5. 其他经筋检查

肌电图检查可提示病理变化是神经原性还是肌原性的病变。也可进行电刺激兴奋点检查、经络测定仪检查。血液检查如抗"O"、血沉、磷性磷酸酶、尿酸等检查的指标对诊断与鉴别有一定意义。

二、经筋整治手法

经筋整治手法是指依据经筋体系的理论，结合现代医学基础，利用医者的双手治疗疾病的方法。手法治疗经筋疾病由来已久。《内经》中已载有按摩疗法，并成为当时治疗疾病的方法之一。汉代《汉书·艺文志》曾记载有按摩专书《黄帝岐伯按摩十卷》。清代吴谦之的《医宗金鉴·正骨心法要旨》指出："而十二经筋之罗列序属，又各不同，故必素知其体相，识其部位，一旦临证，机触于外，巧生于内，手随心转，法从手出。"经筋手法侧重通过舒筋活络来获得对经筋体系和相连脏器的病症的良性刺激作用，直达病灶，起效迅速。

（一）适应证

经筋手法适用于各种原因引起的经筋疾病，包括闭合性软组织损伤如急性筋伤、慢性筋伤、风寒湿邪侵袭致伤，脊柱损伤性疾病，脊柱相关疾病，机体功能紊乱及机体功能衰弱病症、痛证，机能衰退的老年性疾病，某些病后遗症如中风后遗症等，某些器质性内脏疾病初起（如胃炎等），以及其他一些杂症如阳痿、痛经等。

（二）禁忌证

（1）有活动病灶或有出血倾向者禁用，如血友病、血小板减少性紫癜等疾病的患者伴传染病、骨病等。

（2）严重器质性病变患者、年老体弱、妇女妊娠期、月经期、婴幼儿慎用。

（3）在施法区域有皮肤病或开放性创伤者禁用。

（4）急性传染病、恶性变肢体及部位、各种感染化脓性疾病的局部，如骨髓炎、骨结核等禁用。

（5）极度疲劳、饱食、饥饿等慎用。

（三）手法作用

（1）疏经通络，活血散瘀，消肿止痛。气血瘀滞，经络受阻，为肿为痛。清阳不升，浊阴不降，继而影响脏腑功能。施行手法可改善局部血液循环，有利于代谢产物和瘀肿的吸收，缓解患部血管肌肉痉挛，使经筋得到气血荣养，恢复正常，达到"通则不痛"。

（2）整复移位。对经筋不同形式的错位，如筋出槽，骨错缝，回复正常位置，通过理筋整复手法，可以及时纠正、复位，使筋脉相接，气血通畅，有利于损伤组织的恢复。

（3）宣通散结，剥离粘连。由于外伤或风寒湿邪，患部组织充血、肥厚、粘连、渗出甚至筋结形成。手法可剥离经筋粘连，缓解或消除肌紧张或痉挛，可使紧张、痉挛的经筋放松，软化阳性反应物，有利于炎症的消除。

（4）扶正祛邪，防治痿废。年老体衰或久病体虚可致气血循行迟滞，血不荣筋，肌肉萎缩，困倦无力。手法不仅加速气血运行，促进新陈代谢，而且疏通经络之后，使经筋得到气血荣养，改善患部经筋营养，调节脏腑器官的功能，增强机体免疫力，以防治各种原因所引起的肌肉萎缩、萎软无力。

（四）治疗原则

（1）以痛为腧。《灵枢·经筋》在论述经筋病的治疗时，多次指出宜"以痛为腧"。《灵枢·背腧篇》说："则欲得而验之，按其处，应在中而痛解，乃其腧也。"唐代孙思邈的《千金要方》称："人有病痛，即令捏其上，若果当其处，不问孔穴，即得便快或痛，即云阳是，灸刺皆验。"以痛为腧是经筋手法治疗的主要思想，即以筋结（包括实质性筋结与感觉性筋结）之处为腧，而不必拘泥于经穴所限。经筋所至，主治所及。筋结为邪气在人体经筋中聚会搏结之所，在病理状态下具有反应病候的作用，治疗上是防治疾病的刺激点。一般来说，筋结往往在筋膜、肌肉的起止点和两肌交界或相互交错处，因此处在日常活动中所受应力较大，长期摩擦容易受伤，且此处筋膜神经末梢分布丰富。损伤之后的筋结部位可有肌纤维断裂、韧带剥离、软组织粘连或纤维化等病理变化。大多数筋结就是损伤的部位，因此筋结的寻找要仔细认真，力求定位准确，不要被大范围的扩散痛和传导痛所迷惑。当然，经筋的循行大多是与经脉相伴行，且受经脉气血濡养和调节，因此许多经穴也可治疗经筋病候。有时也可根据需要，选择适当经穴辅助治疗。

（2）以通为用。《杂病源流犀烛·跌扑闪挫源流》说："气运乎血，血本随气以周流，气凝则血也凝矣……夫至气滞血瘀，则作肿作痛，诸病百出。"现代医学已证实疼痛与组织缺血、缺氧密切相关，如偏头痛发作前先有脑血管痉挛；四肢动脉痉挛、闭塞是雷诺氏征、血栓闭塞性脉管炎疼痛发生的基础；肱骨外上髁炎疼痛呈现局部微循环与供氧障碍为其主要病理改变，等等。筋结必瘀，瘀久生滞，气血失运，经脉不畅，进而影响脏腑功能。手法作用于经筋及筋结，根据不同筋结类型，灵活施法，或按或摩，或补或泻，不一而同，直达病所，消散筋结，使骨入其位，筋归其槽，筋络顺接，气血通达，通则不痛。正如《医宗金鉴·正骨心法要旨》所言："按其经络，以通郁闭之气，摩其壅聚，以散瘀结之肿，其患可愈。"

（3）治筋求本。经筋手法治疗必须以整体观和辨证施治为原则，治筋求本，抓住原发性症状是关键。经筋体系虽然是一个相对独立的系统，但是在临症时尤需要放到人体的整体中。标是相对于本而言，标本是一个相对的概念，用以说明病变过程中各种矛盾的主次关系。从疾病先后来说，新病是标，旧病是本；从病变部位来说，体表是标，内脏是本。经筋疾病虽有筋结反映，但仍需全面综合分析，找出病理本质，才能得到事半功倍的效果。运用手法时注意急则治标，缓则治本，因为标、本随时可以改变，在每次施行手法时应加以辨证。

经筋大部分组成相当于现代医学的运动系统。具体到运用时，治筋求本要求临床上尤要注意筋骨并重的思想。肝主筋，肾主骨，素有肝肾同源之说。筋骨在解剖和功能上密不可分。《素问·痿论》说："宗筋主束骨而利机关。"筋伤与骨伤关系密切，它们可同时发生，也可单独发生，相互影响，筋的损伤性痉挛使骨关节处于交锁或错位；反之，骨关节错位可改变筋的正常生理位置而使筋受损伤，如腰椎间盘突出症引起足太阳经筋发生疼痛、痉挛，颈椎病引起颈部督脉和足太阳膀胱经脉气血运行受阻，经筋失养，发生麻木僵硬，出现筋结，宜以恢复脊柱骨关节正常平衡与消除肌肉局部炎症并重。针对经筋病理"不通"的特点，以筋病与骨病并治，就可得到"骨正筋柔，气血畅流"效果。因此，随着边缘学科和交叉学科的发展，经筋手法的内涵不断拓展，从广义上说，现在的经筋手法包括了传统的理筋手法与正骨手法。

第四节 基本手法

经筋手法要求持久、有力、均匀、柔和，最后达到深透的效果。

持久，是指能持续操作一定的时间而不会改变。有力，是指手法必须有一定的力度，但这种力度必须依体质、病情、部位而异。均匀，是指用力均匀，节奏速度不会过快或过慢，压力不会时轻时重。柔和，是指手法不会粗暴用蛮力，而是以柔为主，柔中有刚，刚柔相济，尽可能利用人体生理和力学原理施法，根据患者的病位、病因，选择手法的类型和力度。准确灵巧者能起到治疗效果，粗暴手法只会加重损伤，增加患者痛苦。

中国传统手法流派众多，各有特点，现总结常用基本手法如下。

一、按法

按法是用施术者肢体的某个部位对患处进行按压，常分为指按法、掌按法、肘按法。临床上，按法根据手法强弱对各种急慢性疾病皆可选用。

（一）指按法

用拇指指面或指端按压体表的一种手法，称为指按法。单指按压或双手拇指交迭按压皆可，以力量能够稳定输出为要求，在临床上常与揉法结合使用。手法要领为压力必须垂直向下，由轻到重，稳而持续，使刺激感觉充分到深层组织。切忌用暴力。操作时拇指不要移动位置，只能控制垂直力量的大小，在经络上则可依照经络循行路线进行缓慢螺旋状的移动。

指按法接触面积较小，刺激的强弱和压力可以较容易地控制拿捏，具有消肿止痛、疏经通络、温经散寒等功能，适用于周身穴位和部位。配合穴位有较好的止痛效果。（见图 3 - 50）

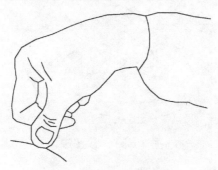

图 3 - 50　拇指按法

（二）掌按法

　　用掌根、鱼际或双全掌着力按压体表的一种方法，称为掌按法。掌按法可单掌亦可双掌交叉重叠按压增加压力，同样也可与揉法相结合使用。手法要领为按压后要停留片刻，再做二次按压，同时行幅度较小的揉法，为了增加按压力量，在施术时可将双肘关节伸直，身体略前倾，借助体重向下按压。

　　掌按法适用于腹、肩胛部、腰臀和下肢肌肉丰厚处，操作接触面积较大，刺激感较其他两者为柔和。具有消肿止痛、疏经通络、温经散寒等功能，临床上常用于面积较大的部位。（见图 3 - 51）

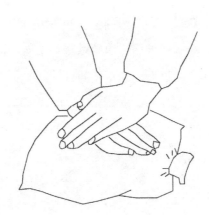

图 3-51　掌按法

（三）肘按法

以屈肘的肘尖为作用点按压的方法叫肘按法。肘按法压力较大，刺激性较强，应缓慢用力，以患者能忍受为度。按法在作用区域皮肤表层无不良反应，而在深层产生感应。手法要领为操作中呼吸自然、用力平稳、动作协调、由轻而重，并注意胸背部容易压迫肋骨。肘按法对解除肌肉瘀滞效果好，适用于下肢、腰背部。

二、推法

用手或掌等部分着力于被按摩的部位上，进行单方向的直线推动为推法。轻推法具有镇静止痛、缓和不适等作用，用于按摩的开始和结束时，以及插用其他手法之间；重推法具有疏通经络、理筋整复、活血散瘀、缓解痉挛和促进淋巴液回流等作用，可用于按摩的不同阶段。有指推、掌推、肘推等之分。

（1）指推法是以拇指端着力于施术部位或穴位上，其余四指置于对侧固定，腕关节略屈并向尺偏。拇指及腕臂部主动施力，向拇指端方推进。

（2）掌推法是以掌根部着力于施术部位，腕关节略背伸，肘关节伸直。以肩关节为支点，上臂部主动施力，通过肘、前臂、腕，使掌根部向前方推进。

（3）肘推法是屈肘，以肘关节尺骨鹰嘴突起部着力于施术部位，另一侧手臂抬起，以掌部扶握屈肘侧拳顶以固定助力。以肩关节为支点，上臂部主动施力，做缓慢的推进。

（4）手法要领为着力部位要紧贴体表，压力要平稳适中，做到轻而不浮，重而不滞。速度宜缓慢均匀。应参考经络走行、气血运行以及肌纤维走行方向推动。非两手同时在身体两侧做推法时，应单手推。

操作时作用点要紧贴皮肤，不推挤皮下组织，用力要稳，速度要缓慢而均匀，以肌肉深层松解透热而不擦伤表皮为宜。（见图 3 - 52、图 3 - 53）

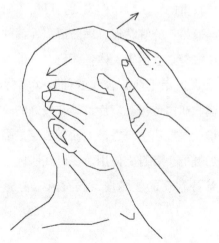

图 3 - 52　拇指侧推前额

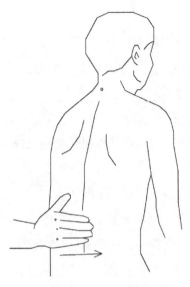

图 3 - 53 掌根推法

（5）不同推法依照接触面积与部位可灵活运用，如指推法为接触面积小而刺激感较重的手法，动作灵活，可用于肩背、腰臀、胸腹、四肢，可疏经通络、分解粘连、理筋活血、消肿散结、刺激肌肉、缓解软组织痉挛等，适用于人体各部位。掌推法接触面积较大而刺激感较为缓和，适用于面积较大的部位如腰背、胸腹及大腿等，治疗腰背酸痛、肌肉劳损等病症，具有较好的疏经通络、宽胸理气的作用。肘推法是推法中压力最大而刺激感最强的手法，可在身体壮硕、感觉迟钝的患者身上使用，多以在肌肉丰厚的腰背两侧和臀部为主，可治疗宿伤的腰腿痛及腰背风湿痹痛等感觉迟钝症状。

三、点法

以指尖或屈曲指关节突起，使集中力点用力点按的方法叫点法。屈指点用屈曲手指后，以手指近侧指间关节点压体表，从指按法演化而来。区别在于按为指腹用力，点则为指峰用力，力点深透感较强，可达筋骨或脏器。（见图3-54、图3-55）

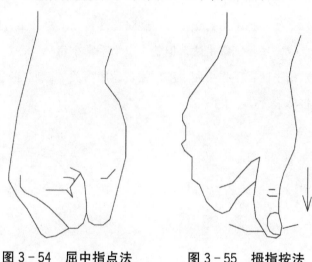

图3-54　屈中指点法　　　图3-55　拇指按法

点法的接触面积较按法小，刺激较强，应用范围大致与指按法相同，具有开通闭塞、活血止痛、行气活血、调节脏腑功能的作用。以手指点压某经，患者有酸、胀、麻、热、凉感传导到肢体远程。常用于穴位或肌肉较薄之骨缝处、小关节的压痛点如手背和脚踝等。

四、叩击法

叩击法是用拳背、掌根、手掌小鱼际（侧击法）、指尖或器具有节奏敲打体表，操作用力较重而刺激强。操作时放松臂肘部肌肉，手腕要有弹性。叩击后患者局部有轻快感。操作时均要有劲且快速而短暂接触体表，叩击方向垂直体表，不能拖泥带水，接触体表后做托抽的动作，频率要均匀而有节奏。

（1）拳击法：手握拳，腕打直，运用肘关节屈伸和前臂的力量将拳平击在治疗部位上。（见图 3-56）

（2）掌击法：手指自然张开，腕略背伸，用掌跟部击打体表。

（3）侧击法：同掌击法，但着力点为手掌小鱼际。

（4）指击法：手指半屈，腕放松，运用指关节做屈伸，以指端轻轻击打体表。（见图 3-57）

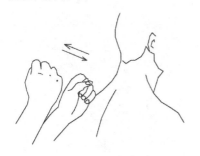

图 3-56 拳击法

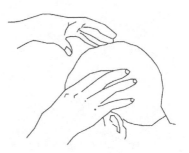

图 3-57 指击法

叩击法力量较大且频率较快，对作用部位具有一定的冲击力，主要作用于深部组织，不同的部位适合不同的击法。拳击法常用于腰背部和大椎，掌击法常用于头顶、腰臀及四肢部外侧，侧击法常用于腰背及四肢，指尖法常用于头面、胸腹部。叩击法具有舒筋通络、调和气血的作用，对风湿痹痛、局部感觉迟钝、肌肉痉挛或头痛等症有明显的治疗作用。叩击法刺激均较为强烈，操作时有一定的冲击力度，使用不当时容易对组织造成损伤，引起不良反应。

五、揉法

揉法是以手掌大鱼际、掌根、手指指腹螺纹面、肘尖吸定于一定部位或穴位上，在向下按压至一定深度后，进行轻柔缓和的转动动作。操作时要求施术者身体与患者体表接触的皮肤不能有相对位移的现象，避免皮肤受损，应通过转动的力量传导带动深层肌肉。动作协调要有频率，操作力度逐次增强，转动幅度逐渐加大，使体表皮肤无不良反应，深层肌肉产生感应。（见图 3－58）

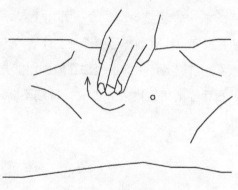

图 3－58　三指揉胃脘

揉法刺激缓和且柔软舒适，适合在各个年龄层操作，全身各部位皆可使用，可宽胸理气、消食导滞、活血通络、解痉止痛、消肿止痛。腹部揉法对脏腑有良好的效果，可健脾和胃，治疗脘腹胀痛、胸闷胁痛。可与捏法相结合，揉捏法作用可达深层组织，适用于四肢及腰背软组织的劳损等，对于消除肌肉疲劳有良好的效果。

六、拿法

拿法是将拇指、食指和中指处对立位（如钳状）相对用力捏住某一部位或穴位，也可加入无名指和小拇指，相对用力挟持肌肤，在一定部位上进行提捏。操作时肩膀、手臂和手肘应当放轻松，手腕要保持灵活，以腕关节和掌指关节活动为主，着力点为指尖和指腹，揉捏的动作须有深度，循序渐进，连绵不绝，用劲缓和且有连贯性，先由轻到重，再由重到轻，不可突然用力过猛或是力量断断续续。

（1）拿肩，又称拿筋法，为短时间挤压。操作时须注意患者可接受的程度，患者自感酸胀后即可松手。拿起肌肉后迅速放手称为弹筋法。弹筋时将肌肉、筋膜等组织拿住并向上捏，然后迅速松开，让组织快速弹滑回位，犹如弹弓弦一般。患者取坐位，医者分别将两手放在患者左右肩上，用拇指面按在肩胛冈上方，其余手指置于锁骨上方，然后逐渐用力内收并做交换持续不断地揉捏肩筋。（见图 3-59、图 3-60）

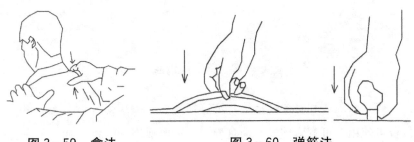

图 3-59　拿法　　　　　　图 3-60　弹筋法

（2）拿项。患者取坐位，医者可站于侧方用一手扶前额头，另一手拇指和食指分别点按在左右风池穴上，控制力度加力揉捏，在颈椎两侧从上而下来回揉捏，慢慢移动，重复 3~5 遍，操作需力度适当、动作缓和。动作急促、力度过大往往造成反效果，使得肌肉更加紧绷。

拿法的刺激感较强烈，可配合揉法或摩法使用，缓解强刺激所引起的不适感，常用于颈部、肩部及四肢等部位，具有疏通经络、调和营卫、疏通血液、镇静止痛、解除肌肉疲劳与痉挛、开窍提神等作用。

七、滚法

滚法要求前臂旋转与腕关节屈伸这两个动作要协调，以手背小鱼际肌和豆状骨部分吸定于体表上，四指放松微屈握空拳，以腕部带动前臂做前后旋转运动进行连续不断的滚动。施法时，手背近小指侧部或手背掌指关节突出部吸定于作用部位，与施治部位相互紧贴，不可跳跃、摩擦、拖辗，滚动要快，而移动要慢，移动幅度要小，动作要均匀协调，轻重缓急适宜，每分钟约为 140 次。（见图 3 - 61）

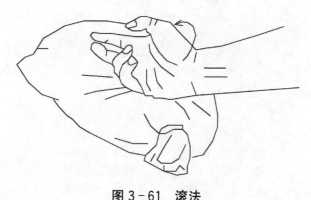

图 3-61 滚法

滚法接触面较大，压力大而柔和，适用于肩背腰臀及四肢肌肉丰厚的部位，对风湿酸痛、麻木不仁、肢体瘫痪、关节运动功能障碍等疾病有较好效果，能滑利关节、松解韧带痉挛、调和营卫、疏通经络、促进血液循环、消除肌肉疲劳、增强肌肉韧带的活动。根据不同的部位调整手法，通常以掌背尺侧部位着力为主，而在治疗腰臀等肌肉丰厚的部位时，则可用掌指关节着力。前者柔和舒适，后者刚劲有力，交替使用，灵活运用可减少单一手法造成的伤害。

八、摇法

摇法是医者以一手握住（或扶住）患者的关节近端肢体，另一手握住关节远程肢体，被动性的方式操作，用缓和旋转的方式做环旋运动，因势利导，使患者关节达成正常生理活动的范围，借以协助改善患者关节运动功能。操作力量需由小而大，不可做任何粗暴动作或超过正常生理功能范围的转动，否则会造成伤害。依据操作部位可分为摇颈、肩、肘、腕、髋、膝、踝、腰等手法。操作时，根据患者的不同关节选择适当体位和医者的姿势站位，操作时动作要顺畅柔和，幅度由小到大。（见图 3－62、图 3－63）

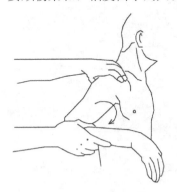

图 3－62　摇腕关节

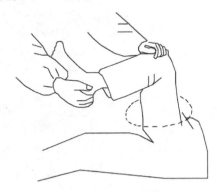

图 3－63　摇髋关节

摇法适用于四肢关节及脊柱部位，如肩膀、手腕、髋关节、踝关节及颈椎部等，具有疏通经络、滑利关节、松解粘连、解除关节周围软组织痉挛、增强关节活动功能等作用，常用于落枕、颈椎病、颈椎软组织劳损、肩周炎、肩部不同程度的功能障碍、髋关节肌肉劳损、腰腿痛造成的髋关节活动不顺、踝关节伤筋活动不利等。

九、拨法

拨法是指指尖或指腹用力，深按于施术部位，按压到一定深度后会先有酸胀感，接着操作方向与经络循行方向或与肌肉纤维、肌腱和韧带成垂直拨动方向，或根据其走向平行拨动，弹拨肌肉纤维。前者为分筋，后者为理筋。操作时要求不能与皮肤产生相对摩擦，须实而不浮，透达深处，由轻而重。可分为拇指拨法、单指拨法、多指拨法、弹拨法和肘拨法，依照操作位置的不同和部位承受程度的不同灵活运用。

此法适用于全身各处，能解痉止痛、疏通经络、松解粘连、消炎镇痛、行气活血，临床常用于各种筋结、痛证。

十、擦法

操作时需手掌紧贴皮肤，力量方向下压且作上下或左右直线方式操作，不可使操作方向歪斜、忽左忽右失去控制使操作路径不在一条直线上，这将使操作不能生热，且禁止使用锯齿状力量操作，操作时不可停顿，以免热量不能深透。操作方式可分为以指腹、大鱼际和小鱼际着力于治疗部位三种，快速推擦，直线往返，频率极快，频率约为每分钟 100 次，以局部有温热感为宜。操作时不可带动深部组织，出力要均匀而适中，摩擦时距离要拉得长，距离太短容易把皮肤擦破，以摩擦时不使皮肤产生皱褶为宜。（见图 3 - 64、

图 3 - 65、图 3 - 66）

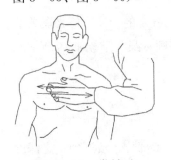

图 3 - 64　掌擦法

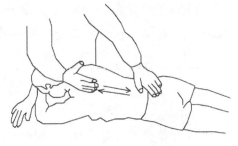

图 3 - 65　侧擦法

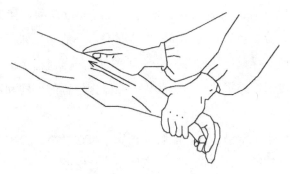

图 3 - 66　鱼际擦法

　　擦法是通过手掌和体表之间的运动摩擦产生一定热能深透治疗部位，具有舒筋通络、理气止痛和祛风散寒作用。三种操作方式由于接触面积的不同，产生的热量也各不相同。掌擦法产生的热量较低，常用于肩背、胸胁和脘腹部等面积较大而较平坦的部位，主要治疗胸胁疼痛和消化道疾病，且具有宽胸理气、调理脾胃、温中散寒的功能。侧擦法产生的热量较高且面积较小，常用于肩部、背部、腰骶、臀和下肢，腰骶部如命门、腰阳关、八髎等穴位，使温热感达到腹部或者下肢，主要治疗风湿痹痛、肢体麻木、外伤筋脉拘急等症，具有温经散寒、活血祛风等功能。鱼际擦法产生的热量介于上述两者之间，常用于四肢，治疗四肢筋伤、软组织肿胀疼痛，具有温经通络、散瘀止痛、滑利关节等功能。操作时不必过于拘泥操作部位，可根据具体的情况灵活运用。

第三章　阴阳五行手法

自古以来，手法医学就显得独特而有效，与其他医疗方法最大的不同在于，手法治疗单纯通过操作者的手法直接作用于患者身体就能达到治疗目的。一般情况下，手法治疗不需要通过任何药物，也不需要借助针灸器械等，属于纯绿色自然疗法，更容易被广大民众接受。因为手法直接作用于人体，所以手法的技巧就显得尤为重要。

我国其他传统医学学科如中医内科、外科，其诊治疾病必须严格遵守传统中医基础理论，无论是辨证、分型、治则、方药、针刺、艾灸等，均是阴阳五行、精气神、津液等理论上的演绎归纳，其诊病思维根植于这些基础理论与哲学思想。而手法医学尽管也可以运用传统理论进行辨证论治，但是依赖性相对弱得多。尤其是融合现代西医精准人体解剖后，大部分手法医学已经脱离传统医学辨证的约束，而以人体解剖生理病理结构等为依据进行治疗。例如，诊治一个颈椎病患者，以传统理论辨证常可辨气滞血瘀、风寒湿痹、肝肾亏虚等证型，但其手法治疗常常是根据患者的年龄、体质确定其手法耐受程度，根据临床影像学检查，结合临床症状确定病情严重程度，然后主要针对病人的肌肉韧带骨骼神经的异常进行手法松解与整复。由此看来，其与传统辨证分型的关系仿佛没有那么密切了。

然而，我们根据多年的临床观察，发现现阶段的手法医学仍然与传统的阴阳五行理论有着密切的联系，并且以阴阳五行理论来指导手法治疗，能取得意想不到的效果。故基于多年的临床经验，我们提出了阴阳手法与五行手法。

第一节　阴阳手法

一、阴阳学说

阴阳，是中国古代哲学对事物属性的本质的概括。阴阳代表事物内部运行变化的一对互相对立、互为根补的力量，是事物发生、发展的最根本规律。中国传统哲学认为，宇宙万物的发生、发展、运行所遵循的规律，可以用一个字概括——"道"。道，是一切事物运动变化的基本原理和规律。道分阴阳，阴阳概括了道的两方面相反相成的属性。阴阳互相斗争、互为根本，此消彼长、互相滋生，阴阳的这种特征维护了"道"的和谐性，以及保证了事物发生、发展的稳定性。任何事物的存在，都意味着其内部矛盾属性的存在，只有其矛盾即阴阳的斗争处在一个平衡的状态，万物方可稳定存在。

宋代周敦颐把阴阳学说概括为太极学说，用双鱼符号准确描绘了阴阳双方互相斗争、互为根本的特性。《太极图说》载："无极而生太极。太极动而生阳，动极而静，静而生阴，静极复动。一动一静，互为其根；分阴分阳，两仪立焉。"阳代表动，阴代表静。阳概括了一切具有阳刚、积极、向上、发热、明亮、好动、发散等的特性，阴概括了一切具有阴郁、消极、向下、寒冷、黑暗、好静、收引等相反的特性。阴与阳是相对的，任何事物内部特征、结构、属性等均可划分为阴阳，阳之中又寓有阴阳，可再分阴阳，阴中亦可再分阴阳。譬如白昼属阳，黑夜属阴，上午属阳中之阳，下午属阳中之阴；前半夜属阴中之阴，后半夜属阴中之阳。阴阳之间彼此对立、互相斗争是永恒存在的，但是阴阳之间又是相互依存、相互依赖，互为前提和条件，任何一方都不能脱离另一方而单独存在。所谓独阴不生，孤阳不长；阴根于阳，阳根于阴。它们彼此之间不是一成不变的，而是在一定的条件下可以互相转化。当阴盛到极点，就会部分向阳转化，由盛转衰；同理，当阳热到了极点，必将向阴寒转化。在外界施加条件亦可引起或加快阴阳之间的互相转化。但是无论何时，阴阳总应该保持一个平衡，一旦平衡被打破，事物就失去了稳定的状态。当出现一个新的平衡，事物的质就发现了变化。

"阴阳者，天地之道也，万物之纲纪，变化之父母，生杀之本始，神明之府也。"广袤的宇宙时空中，阴阳之道维持天地的正常运转。阴阳交感和合则万物丛生，若失和则归于毁灭。人作为宇宙万物组成的一部分，生存与发展均必须遵循宇宙天地自然之道，即阴阳之道。人要健康地生存，机体结构功能的正常运转，就要保持与大自然的协调性与统一性。因此，与天地自然一样，人体的生命现象亦是始终处于运动变化之中，人体的内部结构功能之间的关系以及人体与外界环境之间的联系，均处在阴阳矛盾的斗争中，并且在斗争中取得统一和谐。人体的最佳健康状态，意味着人体处于阴阳的平衡状态。一旦人体违背了自然之道、阴阳之道，则会出现阴阳失衡，机体就表现为患病状态。

阴阳手法，就是根据阴阳之道，辨证分析人体的阴阳失衡，然后借助特定的技巧作用于人体不同的部位，帮助人体恢复阴阳平衡的手法。我们分述如下。

二、人体的阴阳划分

万物均可分阴阳，人体处在天地自然之中，亦可以阴阳划分归类。我们从以下三方面对人体进行阴阳划分。

首先，在机体的物质和功能方面，生命物质主存在，为阴；生命机能是表现，为阳。人体的组织器官筋肉骨骼系统属于阴，表现的相应功能属于阳。阴主有形物质，阳主无形功能。阳以运动为常，阴宜静守为务。如津气血精液等均归属阴，则其气化濡养卫护的功能属于阳；五脏六腑属于阴，则其存储精气濡养机体传化受物的功能属于阳。

其次，物质内部、器官外部筋肉骨骼系统根据其各自不同的性质特点可划分阴阳。人体的组织器官结构根据各自的解剖位置，可划分阴阳，如人体躯干上部属阳，下部属阴；头部属阳，足部属阴；左侧属阴，右侧属阳；体表为阳，内脏为阴；背侧为阳，腹侧为阴；外侧为阳，内侧为阴。结构之间根据特性的不同亦可分阴阳，如六腑为阳，五脏为阴；皮毛为阳，筋骨为阴；气为阳，血为阴；卫为阳，营为阴；经属阴，络属阳；行走于背侧外侧的经络属于阳，行走于腹侧内侧的经络属于阴；五脏六腑器官根据彼此间的关系可再分阴阳，如肺脏与心脏联系，则肺脏属阴，心脏属阳；肝与肾联系，则肝属阳，肾属阴。同一组织器官内部再分阴阳，如心脏分心阴心阳，脾脏则有脾阴脾阳等；从骨关节角度，则大者为阳，小者为阴，外凸为阳，内凹为阴；肢体长短粗细方面，长者为阳，短者为阴，周径粗者为阳，细者为阴；肢体旋转方面，外旋者为阳，内旋者为阴；肢体温度则热者为阳，冷者为阴；肢体颜色则苍白红亮为阳，黑暗清瘀为阴，等等。

最后，机体的功能以及外在表现根据属性的不同可划分阴阳。如高声洪亮属于阳，低沉柔弱属于阴；动作迅猛快捷属于阳，迟钝缓慢属于阴；阳刚有力属于阳，娇柔无力属于阴；体温升高、皮肤灼热属于阳，体温降低、形寒肢冷属于阴。

机体的一切物质和性质都可以用阴阳来划分，阴阳表示内部结构的相对斗争、此消彼长、永不停息的规律以及关系。《黄帝内经》言："阴阳者，数之可十，推之可百，数之可千，推之可万，万之大不可胜数，然其要一也。"且阴阳之间的划分也不是绝对的，根据时间的推移以及所在运用范围的改变，阴阳之间的属性可以产生变化，甚至向对侧转移。因此，"阴阳二字，固以对待而言，所指无定在"。

三、人体的阴阳平衡

阴阳之间的斗争对立是永恒存在的。若它们之间在斗争中能达到一种动态的平衡，则事物的性质保持稳定。人体亦然，各器官组织内部，四肢躯干，在互相联系中彼此协调、彼此斗争，保持平衡状态。以阴阳描述，则是阴阳平衡。而阴阳的对立制约、互根互用是保持平衡的根本特征。人体保持阴阳平衡体现在以下几个方面。

首先，是机体的物质与功能方面的对立与互补。物质的客观存在，是功能运转的基础，而功能的正常运转是物质存在的依据，物质决定功能，功能促进物质的完善。物质存在属阴，功能表现属阳，阴阳彼此配合则能保持平衡。所谓"阴在内，阳之守也，阳在外，阴之使也"。如精血津液属于有形物质，属阴，气是无形物质，属阳，它们之间是对立的存在。但是气既能生精血津液又能促进其运行，而精血津液等有形物质一方面可以化气，另一方面又是气之载体。因此气精血津液之间既互相对立又互相转化、互相依存互相滋生。

其次，是机体内部组织器官之间、机体外在形体之间的对立与互补。人体是一个整体，因此各脏腑经络之间以及机体外在形体之间必须彼此联系、互相制约、互为根本。如脏与腑之间，五脏藏精气而不泻，满而不实，属阴；六腑收纳水谷，泻而不藏，实而不满，属阳；五脏藏精则能濡养六腑，六腑传受化物则五脏精血得充，二者既对立又互为根本，保持五脏六腑的正常运转。机体形体方面，脊柱两侧左属阴，右属阳，正常情况下左右两侧要保持平衡的状态。人体的脊柱位于人体的正中央，是人体的承重柱，其两侧肌群两侧骨关节肢体等均维持对称状态，则脊柱保持正常的曲度与柔韧性。如两侧筋肉肢体不对称，则必将影响脊柱的平衡与稳定，进而刺激相关组织而引起一系列临床症状。

最后，是机体的功能表现之间的对立与互补。人体的健康状态依赖于脏腑功能的正常运转，脏腑之间既对立制约又密切配合。如肺脏与脾脏之间，肺喜润恶燥，属阴；脾喜燥恶湿，属阳。"饮入于胃，游溢精气，上输于脾，脾气散精，上归于肺……水精四布，五经并行。"肺脾之间互相配合，则机体的精微物质输布正常。同样，胃与小肠方面，胃在上属阳，小肠在下属阴，胃主腐熟食物，小肠主传导吸收食物，二腑协调合作，方能使机体正常吸取精微营养。

人体生命的存在与成长，除要与天地自然保持协调，尊重自然之道外，人体自身也要保持阴阳平衡，方能健康长久。而要保持阴阳平衡，其实就是要保持人体自身物质与功能的统一、组织器官结构之间的统一、功能之间的统一。只有这三方面协调，阴阳在斗争中取得对立统一、交感和合，才能使机体处在阴阳平衡的健康状态。

四、人体的阴阳失衡

阴阳之间既对立制约，又互根互用，此消彼长，互相滋生。一般情况下，阴阳能够维持一个稳定的平衡状态，但是平衡是动态的，并不是绝对的。在某些情况下，平衡有可能被打破，出现阴阳的偏盛偏衰，则为阴阳失衡。机体出现阴阳失衡，脏腑器官形体之间出现了不协调，相应机能表现太过或不及，则身体失去了常态，表现出异常。

机体的阴阳失衡主要由两个原因导致，一为外界因素干扰，二是机体内部脏器以及外侧形体结构失常。此两者均可引起或加速阴阳某一方的量变的累积，直到发生质变，最后由于阴阳的自我协调能力，达到一种新的平衡。但是这是在外界不良因素的干扰下或者自身病变的基础上达到的新平衡，对机体来说一般都是病态的。在达到新的阴阳平衡之前，都属于阴阳失衡状态。此时加以医疗干预措施则有利于恢复常态的阴阳平衡，或者达到新的与人体适应的平衡。

人体常见的阴阳失衡除了表现为机体的阴阳偏胜偏衰，如阴偏胜则抑郁、阴暗、畏寒、肢冷、苍白、沉着、宁静等，阳偏胜则发热、高亢、躁动、红肿、气粗、口干、尿黄等，还有结构功能方面的阴阳失衡，表现为躯干肢体两侧和椎体两侧不对称。

躯干肢体的两侧不对称，主要表现为躯干体表肌肉骨骼不等大等高，肢体不等长。如骶髂关节前后错位引起的下肢不等长，斜方肌菱形肌等损伤引起的肩部不等高，肩周炎引起两侧肩部粗细不一，中风引起阴阳脸、面部歪斜、肢体偏瘫等。

椎体的两侧不对称，可由椎体的错位、脊柱曲度的侧偏畸形、椎旁肌肉劳损、脊柱椎间盘的退化等引起。椎体的不对称往往意味着两侧软组织的受刺激程度不一，有可能因之表现出一系列复杂的症状。

五、阴阳平衡的治疗原则

人体若能保持与天地之道协调和谐、阴阳平衡，则机体自然健康。若违背了自然，感受邪气或自身阴阳失调，则出现机体阴阳偏胜偏衰，即阴阳失去了平衡。因此治疗的根本目的就是调整阴阳，恢复阴平阳秘的状态。总的治疗原则就是平衡阴阳，损其有余，补其不足。

在此我们主要论述推拿手法的平衡阴阳治疗原则。手法治疗直接作用于人体，因此人体的阴阳划分显得尤为重要。根据其阴阳的属性给予手法调整，具体治疗原则分列如下。

（1）查其阳，治其阴。人体筋脉骨肉属阴，功能表现属阳。机体任何的功能障碍或者疼痛不适，其在机体必有相关组织的异常存在。通过详细诊查躯干肢体功能异常以及一系列相关症状，推之其筋脉骨骼关节的损伤，从而给予相应的调整。如寰枢关节错位患者，可能以头痛头晕甚或眼蒙耳鸣为主诉，颈椎的旋转动作可能诱发或加重，也可能颈项部无明显自觉症状。但是我们可以通过触诊发现寰枢关节的异常，结合颈椎开口位 X 射线片，确诊寰枢关节错位，从而给予手法调整，能缓解头部症状。

（2）治阴宜静，治阳宜动。躯体脏腑为阴，四肢肢节则为阳。阳以运动为常，阴以安静内守为务。在躯干头部进行手法操作以宁静柔和为主，如揉按、捏拿、点法、抹法等；在四肢关节筋肉的手法以恢复运动、松解粘连为目的，多采用牵抖法、拔伸法、搓法、摇法等运动类手法。

（3）在上宜升，在下宜潜。人体分上、下，上为阳，下为阴。头颈部胸背为上，腰腹部下肢为下，上部手法以升散为主，多给予轻快、点按、分抹类手法以疏通阳气；下部手法以滋潜为主，多给予深透类揉摩、掐揉手法以滋养阴气。如头晕失眠患者，多为清阳不升、浊阴不潜。根据具体辨证，头部可给予分抹点按手法，颈部以舒散理顺手法，足部给予揉掐类手法。

（4）在背宜疏，在腹宜养。腹为阴，背为阳。临床治疗当十分注重疏通背部阳气，选穴常以同通督脉为主，疏理膀胱经为辅，同时结合胸腹部的揉摩点穴手法，滋养阴气。如此则阳气周流，阴气内守，机体自然通畅无病。

（5）纠正错位，平衡肢体。机体形体方面，平衡阴阳最重要的法则是，椎体的错位要纠正，肢体的平衡要调整。椎体小关节错位则躯体两侧软组织受刺激，出现神经痛、肌群痉挛、血管受压等，引起躯体两侧疼痛、组织失衡表现。肢体关节及其与中轴骨的离错位，长短不一，则肢体功能失常，关节枢纽不利。所有形体的不平衡有可能引起机体一系列复杂的症状。因此治疗上，必将详细诊查错位、旋转、侧弯等病理表现，分析其阴阳失衡机理，给予纠正错位、平衡肢体。

六、刚柔相济的手法技巧

阴阳手法贯彻于手法治疗的具体操作，手法技巧必须体现阴阳的原则与特点。"形证有柔刚，脉色有柔刚，气味有柔刚。柔者属阴，刚者属阳。知柔刚之化者，知阴阳之妙用也，故必审而别之。"
刚为阳，柔为阴。手法操作必须秉承刚柔相济，阴阳协调。每一步
手法，刚中有柔，柔中寓刚。

　　"刚"体现了手法的力度与沉稳，"柔"则要求手法的灵巧与柔
和。手法的操作不可有纯刚纯柔。专用刚猛手法易导致骨关节的损
伤，专用柔和无力度灌输则不能直达病所。《类经》记载："今见按
摩之流，不知利害，专用刚强手法，极力困人，开人关节，走人元
气，莫此为甚。病者亦以谓法所当然，即有不堪，勉强忍受，多见
强者致弱，弱者不起，非惟不能去病，而适宜增害。用若辈者，不
可不为知慎。"

　　作用于人体的每一种手法、每一步骤，均要求融合刚柔。手法
主要分为两大类：整复类手法、松解类手法。整复类手法要求力度
透达骨关节局部，针对性强，但是必须注意柔和灵巧，不可以蛮力
施行。松解类手法要求手法操作柔和绵长，但不可浮于表面，要以
一定的力度渗透到里层组织，结合一定的点穴扳动拉伸类刺激较强
的手法，才更能取得理想效果。

　　刚属阳，阳性开达；柔属阴，阴性抑遏。《圣济总录》记载：
"大抵按摩法，每以开达抑遏为义。开达则壅蔽者以之发散，抑遏
则剽悍者有所归宿。"通常以阳刚手法来通经活络，正骨整脊；以
阴柔的手法来顺筋理筋，纠正移位。但是其实每一步手法，均贯彻
刚柔。如运用弹拨法，直接作用于肌肉劳损患者颈肩腰背部肌筋，
要求力量渗透直达筋结，以舒散筋结为务，同时操作要柔和沉稳连
绵，注意恢复肌筋正常位置，方不至于疼痛难忍，避免严重手法反
应，以免进一步加重病情。又如捏拿法，常作用于肩部斜方肌以及
四肢长肌，手法以连绵不断柔和为主，同时结合局部穴位点按法等

阳刚之法，刺激穴位，引起经络反应，有利于进一步松筋解挛。

总之，手法以恢复机体阴阳平衡为务，操作以刚柔相济为原则，使骨正筋柔，则机体康复。

七、动静协调的治疗全程

动属阳，静属阴，动静协调则阴阳平衡。阴阳手法的治疗要求全程保持动静协调，动中寓静，静中寓动。

人体正常器官组织结构属阴，主静；人体表现的功能活动属阳，主动。人体的结构一旦出现损伤，需要在静态固定的情况下完成修复。而人体机体结构的正常，需要通过"动"来监测，如果不能动，则机体属于异常。"静"是相对的，并不是绝对不动，而要在静中寓动，动静结合。"动"是绝对的，所有的治疗均以能恢复机体的正常活动为目的，但是又要保持"静"，方能得到彻底的康复。

临床治疗必须贯彻动静结合原则，但要分清主次，有当以静为主，有以动为主者。例如骨折筋伤患者，进行手法复位治疗后，首先要注意"静"，保持损伤部位的固定，以使骨骼韧带肌肉等能得到充分的修复，但是要适当活动远端未损伤部位，以防止肌筋粘连、神经损伤等后遗症的出现。又如肩关节脱位患者，如果复位后不进行固定，则容易导致遗留习惯性脱位。颈椎小关节错位患者进行整复后，如不保持颈椎相对的安静状态，则容易导致椎体反复错位，症状反复出现，缠绵难愈。而慢性脊柱肌肉劳损患者，大多数属于长时间弯腰低头，静坐少动者，筋肉出现损伤，随之引起脊柱的退变加速，因此此类患者必须要合理锻炼，保持人体的"动"，使动静协调。"动"能促进"静"，比如损伤关节机体结构在维持"静"的正常下，必须能够动起来，否则必将出现关节粘连，气血周流不畅，反而影响骨关节的康复。关节损伤软组织肿胀痉挛严重患者，此时不可强行进行复位手法，而当以静为主，给予药物外敷、口服等，待急性期过后，方可施行"动"的手法，给予关节整复，整复后动静结合，不宜固定不动，也不宜过度功能锻炼。

因此，临床上手法治疗要"动""静"结合，使动静协调。损伤早期，一般以静为主，中期动静并重，后期则以动为主，动静协调是贯穿治疗全过程的原则。

八、顺生理反病理的治疗法则

阴阳手法的治疗具体法则是顺生理反病理。顺理，是指顺着人体原本正常的结构以及功能进行手法治疗，包括结构的顺生理和功能上的顺生理。反病理，是根据阴阳互补的原理，反着疾病病理发生机制进行手法操作。

结构上的顺生理，指按照组织正常的解剖结构进行手法的理顺操作。因此要求手法治疗者必须熟练掌握人体的肌肉神经等的正常走行路线和分布范围，手法治疗方可得心应手。如颈椎病患者，以颈肩部疼痛、肌肉痉挛为主要症状，当顺肌肉走行方向松解胸锁乳突肌、斜角肌、菱形肌等由上往下施行手法，斜方肌损伤患者则当从中间往两侧施行手法，若伴有后枕部头痛症状，则当沿枕大神经、枕小神经的走行方向，由下往上进行后枕部松解。功能上的顺生理，是指术者采取的任何治疗措施，均不能超过患者本身正常的生理活动，否则可能导致二次损伤。如骨关节的扳动手法、牵抖手法、摇法等运动类手法，均应在掌握生理活动范围的基础上进行，切不可超过正常运动范围。

反病理是以与疾病病机相反进行手法治疗。人体的骨关节之间的排列、肌肉韧带神经的走行、筋膜的分布均当在其正常的解剖位置，当遭受外伤或自身劳损，则引起组织偏离了正常解剖位置，即"筋出槽、骨错缝"，进而引起一系列相应的症状。根据其筋出槽或骨错缝的方向，进行逆方向的治疗，是为反病理治疗法则。如骶髂关节错位，可能导致腰骶部疼痛，两下肢不等长，行走翻身均活动受限，其病理机制为双侧骶髂关节出现前后移位，手法治疗时，则当反着关节错位的方向进行复位治疗。具体操作为维持人工牵引下，以双手压错位髂骨，向前错位的一侧采取向后复位的方法，向后错位一侧则向前进行复位。骨折移位患者的复位手法，也是沿着其移位的方向进行相反方向的复位治疗。反病理既包括结构上病理表现，也包括损伤体位方面，如弯腰活动引起的腰背部受伤，治疗时可在后伸时体位进行手法松解，如此有利于肌肉的放松。

顺生理反病理的治疗法则在推拿手法治疗学中广泛运用，尤其适用于脊柱相关疾病。治疗上，一方面根据顺生理原则给予局部肌筋松解，另一方面根据反病理原则，沿椎体错位的方向进行逆方向复位治疗。

第二节　五行手法

一、五行学说

《太极图说》载："阳变阴合，而生水火木金土。五气顺布，四时行焉。五行一阴阳也，阴阳一太极也，太极本无极也。"阴阳交感和合，而变生木火土金水五行。五行统一于阴阳之中。

五行学说是中国古代哲学的一种唯物主义思想，以木、火、土、金、水5种元素来说明事物的整体性以及彼此之间的联系。宇宙万物、天地自然是一个整体，整体遵循着一个共同的根本的规律——道。道分阴阳，阴阳化生五行，为木、火、土、金、水。五种元素各有特性，木曰曲直，火曰炎上，土曰稼穑，金曰从革，水曰润下。木火土金水五种元素缺一不可，彼此间互相联系、互相滋生、互相克制，共同维护事物的整体性与完整性。五行可以代表宇宙天地间的一切事物的彼此联系，互为整体。一般说来，阴阳可以描述事物内部的矛盾运动属性以及事物之间的斗争，五行则可以描述不同事物之间共同相处的关系。

　　人处在宇宙之下，天地之间，既要与天地宇宙保持协调性与和谐性，其自身内部也要处在一个完整的整体，五脏六腑骨骼肌肤毛发彼此合作、互相依赖，缺一不可。脏腑经络各器官之间不仅要维持自身的正常运转，在一个整体之内也必须与其他脏腑保持一个平衡的状态。传统中医以五行属性及其之间的关系描述了人体脏腑经络的整体性。人体脏腑以五行划分，肝胆属木，心小肠属火，脾胃属土，肺大肠属金，肾膀胱属水。再进一步对人体的五行属性归类推演，则有筋、目属木，脉、舌属火，肉、口属土，毛发、鼻属金，骨、耳、二阴属水等。手法医学主要是通过作用于五体（即筋、脉、肉、皮、骨）起作用的，因此我们需要特别关注五体。

　　五行学说阐释人体脏腑经络四肢百骸之间的关系，并且在指导机体的辨证论治、药方选择方面作用显著，疗效卓然。中医推拿治疗机理根源于中国传统理论，虽然现代手法极度依赖于人体解剖学生理病理学知识，但是在宏观上中医基础理论仍然有着其无法忽视的指导作用。如现代的脊柱相关疾病方面，因为不同节段的脊神经支配不同部位的结构，所以不同节段的脊柱病损就会有不同的病症表现。但是由于神经支配的复杂性以及相关研究的不足，其精准的机理尚难以明确。我们在脊柱相关疾病 40 余年的临床治疗实践中总结发现，脊柱节段可以划分五行，即颈段属金，上胸段属火，中胸段属土，下胸段属木，腰段属水，不同节段对应不同的脏腑，以此为指导进行脊柱节段的综合调整治疗，取得了明显的治疗效果。因此，我们探讨五行学说在推拿手法方面的运用，并且提出了五行手法。

五行手法是指遵循中医传统理论，从五行学说对现代手法规律进行一定的总结，并由此指导临床治疗。值得注意的是，五行手法尽管意味着某类手法进行一定的五行归属，但五行手法并不特指某行手法作用于机体某行脏腑器官某行肢体经络，而是以五行学说的整体性为指导进行辨证论治。如治疗颈腰疾病时，审证求因，不应局限于脊柱的某段局部病损，而是从一个整体的层面去看待脊柱的病理变化，注意脊柱的整体代偿作用而引起的曲度变化、骨质增生、椎旁软组织病损，从整体上调整治疗。根据五行学说的整体联系，我们就可以对脊柱的不同节段进行调衡。因此，五行手法的核心理论在于其维护手法治疗的整体性。

二、五行的生克关系

木、火、土、金、水 5 种元素之间彼此联系，主要体现在"相生"与"相克"。相生为木生火、火生土、土生金、金生水、水生木。相克为木克土、土克水、水克火、火克金、金克木。每一行之间都存在"生我""我生"与"克我""我克"的关系。每一行既受其他行滋生与克制，又同时滋生和克制着其他行，这意味着五行彼此之间是一个大循环，5 种元素互为生克，互相依存，缺一不可，共同组成一个整体。

　　五行的相生相克是按照木、火、土、金、水的顺序发生的。"生我"，生我者为母，强调一行接受另一行的资生；"我生"，我生者为子，强调一行资生另一行；"我克"，强调的是一行对另一行的克制；"克我"，强调的是一行受另一行的克伐。以五脏五体属五行，从相生关系来看则有肝生心、心生脾、脾生肺、肺生肾、肾生肝，筋生脉、脉生肉、肉生皮、皮生骨、骨生筋。从相克关系来看则有肝克脾，脾克肾，肾克心，心克肺，肺克肝，筋克肉，肉克骨，骨克脉，脉克皮，皮克筋。

　　五行学说自古以来在中医的辨证论治、方药选择方面均有着广泛而重要的指导意义。需注意的是，五行的生克理论在中医辨证论治中并不是严格刻板地遵循其生克次序的，而主要是通过五行间的生克关系来阐释机体脏腑之间互相联系的整体关系。中医的藏象学说是从一个宏观的角度来阐释机体的，一个脏器往往代表着一个系统的整体功能，一个系统的异常，往往表现为很多不同的症状。因此，五行学说更多的是对机体复杂的症候起化繁为简、统纲挈领的作用。

　　我们在手法治疗的临床实践中，发现大多数疾病尤其是脊柱相关疾病，也可以用五行相生相克的关系来指导认识疾病发生发展的规律、治疗方法的选择。由于推拿是直接作用于人体组织而起治疗作用，而机体组织以五行来分可归纳为五体：筋、脉、肉、皮、骨。五体之间保持稳定平衡，则机体自然无恙。因此，从五行的角度来看，维护五体的健康意味着需要维护五体之间的生克关系。相生关系的运用，一般体现在子病治母或者子母并治。如痹证，其辨证分型大多属于气滞血瘀、经络痹阻不通，症状表现或为痛，或挛，或麻。其病机是气不通则血脉痹阻，聚而为结，不通则痛，治疗以畅通气血为原则，具体采用舒筋解挛手法。筋结得解，筋得调达，则血脉畅通，自然就没有痹阻而痛的表现，这是"筋生脉"。又如，颈腰椎肌肉劳损患者，其椎旁肌肉紧张痉挛、牵扯不舒，治疗上一方面给予松筋手法松解，另一方面给予正骨手法调整，使骨正而筋柔。

相克的运用，病理上体现为一行的异常引起其所克的异常，则需要治疗引起克制的行。例如，"筋克肉"，中医概念的筋应该包括韧带以及关节局部小肌丛、筋膜之类，而肉一般指比较显著感知的肌肉，一旦关节出现损伤，引起筋的挛缩扭转撕裂，则极有可能导致肌肉的收缩功能异常，病情迁延失治则进一步引起肌肉肺痿不用；"肉克骨"，肌肉劳损或年老肉痿，肌肉不能维持其正常舒缩功能，骨关节因之承受更大的压力，从而加速退化，出现骨关节方面的异常，如骨质增生、组织钙化等；"骨克脉"，骨关节的错位，刺激血脉，可引起高血压、头痛头晕等病理变化；"脉克皮"，皮者，皮毛也，血脉痹阻不通，则导致皮肤麻木、疼痛，毛发干枯，体痒等；"皮克筋"，皮毛若受寒湿，卫气通行不畅，早期引起痉挛，久而引起筋结聚。从相生相克的角度看，筋、脉、肉、皮、骨互相之间存在密切的关系，因此我们要有整体的观念。疾病的发生发展要从一个整体的角度去分析辨证，不可骨病治骨，脉病治脉。譬如部分患者的头晕并不是由头颅的原因引起的，而是颈椎因素导致。若仅仅给予疏通血脉、止眩晕的药物对症治疗，疗效定然不佳；而纠正颈椎的问题，解除椎动脉的刺激因素，则头晕霍然而愈。

三、五行平衡

五行平衡，是指五行各元素之间保持平衡，协调合作，五行生克胜复，无不过，亦无不及，彼此共同维持动态的平衡。人体保持五行平衡，意味着各脏腑经络、四肢百骸既要维持各自组织的运行有序、各司其职，相互之间还要协调运转，彼此克制、资助，保持整体的平衡，如此人自然健康无疾。手法医学的主要目的就是恢复人体的五行平衡，主要体现在五脏平衡和五体平衡。

五脏平衡，是指以肝、心、脾、肺、肾五脏为主导的系统之间的平衡。中医的藏象学说与西医脏器不同，中医理论中脏腑代表的是一个系统的或多个系统的疾病，并不特指解剖层面的某一脏器受损。五脏平衡，其实概括了机体整体的平衡状态、健康状态。维持五脏平衡是维持生命的首要任务。

五体平衡，是指筋、脉、肉、皮、骨相互之间保持动态平衡。五体是身体的外在组织，是保护内脏的藩篱，是运动工作的直接机构，也是健康的直接体现。相比于五脏平衡，五体平衡是保障机体运动技能发挥的前提。五体平衡需要筋、脉、肉、皮、骨均维持良好的组织状态，彼此之间共同协作，保卫机体的正常生命运动，直接体现在四肢百骸的组织机构完整对称、功能正常协调。若其中任何一元素出现异常，则系统平衡被打破，必将出现相应问题，最终影响整个机体的状态。

五体平衡具体到躯体各个不同的部位，有不同的体现。如脊柱，我们可以把脊柱看作一个整体，其与四肢、内脏结构之间组成一个平衡，共同保持脊柱的正常解剖位置（包括脊柱曲度、椎体序列等）以及四肢的正常运动功能。脊柱自身的每一段又各有其不同的功能，可分为颈椎、胸椎、腰椎、骶尾椎等，不同的节段之间彼此联系，互相影响，不可断然分割。任何一节段出现异常，则整体脊柱结构必将产生代偿性变化，从而影响机体的正常功能。

四、五行失衡

五行失衡，是指五行各元素之间失去了动态平衡。五行中任何一行出现异常，都会通过生克关系影响到其他行。因此五行互相影响的关系最终会引起多行受损害，平衡被打破。人体任何一个器官或系统出现了问题，必将会影响其他器官系统，若失治，则疾病迁延，引起五脏皆病，整体失衡，新产生的问题反过来加重原有问题，并且可产生更多的问题，从而进入一个恶性循环。

人体五行失衡主要体现为五脏失衡与五体失衡。

五脏失衡是一脏出现异常，失治引起他脏受影响，而表现为多脏受损症候。如心，心属火，火生土，克金，若心火过盛，则易灼伤肺络，临床可见肺心病，久之脾土亦受影响出现脾失健运的症状。如果早期失治，则病损迁延，五脏俱损，症状变复杂，治疗起来也就相对较难。

五体失衡是筋、脉、肉、皮、骨之间其一受损，必将引起其余的代偿改变。如早期反复出现落枕症状患者，此时筋伤为主，若失治，则影响至骨，出现颈椎骨质增生、失稳等改变，就会发展成颈椎病。

在脊柱相关疾病方面，五行对应脊柱整体，某一段脊柱出现异常改变，最终必会影响到其他段脊柱，出现整体的异常。这是因为人体具有自我调节能力，局部的失衡可通过整体的代偿来调节，达到病理状态的代偿性平衡，这种平衡不属于常态，归属于失衡。如腰骶部疼痛的患者，如果伴随有腰椎曲度的改变，则必影响骶椎曲度的改变，日久由于代偿的作用，渐至出现胸段、颈段脊柱曲度的异常；而颈胸椎的曲度异常，往往会发展出现相应的伴随症状，如颈肩部疼痛、头痛头晕、胸闷心悸等。以五行来论，则腰段脊柱属于肾，归纳为水行，若肾水枯竭或肾水满溢，则诸病渐生。因此患者既有上段脊柱相关症状，又有腰骶部相关症状出现。某些患者腰骶部症状不显，只表现为上段脊柱症状。如某些脊柱性头痛失眠患者，多方药剂、针剂调治后疗效不佳，患者腰椎骨盆伴随有曲度异常、小关节错位，但患者并未诉腰骶部疼痛表现，而以头痛失眠为主诉。因此临床治疗上应先给予患者从腰骶部进行梳理，对颈胸腰椎进行整体调整，使五行恢复平衡，解除之间的过渡克制，则患者上段脊柱相关症状得除。

五、五行手法辨证论治的原则

五行学说强调天地自然万物之间的整体性，在中医理论中则表现为人体各个器官和组织互相之间的联系与作用。根据五行理论所揭示的人体生理病理，我们应从整体去辨证论治，切不可只着眼局部，割裂整体。根据五行整体理论，我们知道人体发病总因"五行失衡"，因此治疗总原则是恢复机体"五行平衡"。五行手法辨证论治原则分述如下。

（1）总体五行辨证，确立手法操作原则。患者不同的性别、年龄、体质使其在患病后机体反映、对手法治疗的耐受程度均不相同，因此在给予病人进行具体手法操作之前，必须对患者进行整体详细诊察、缜密辨证。辨明五脏失衡或五体失衡以哪一元素失衡为主，归纳五行失衡属性。如患者平素肝火较旺，血气方刚，筋骨强劲，五行辨证属木，其患病往往筋结僵硬，易结难解，治疗应以泻肝手法为主，给予深透刚强之弹拨手法疏解经筋痉挛的同时，辅以揉按肝俞、期门、太冲等穴位以疏泄肝气。如患者年老体衰，脾肾亏虚，五行辨证属于土、水，患病则多为骨弱肉痿，治疗当给予柔和补中养骨的手法。

（2）疾病五体辨证，选择相应手法。同一种疾病在不同的个体上，其临床表现不尽相同。根据病症所在五体部属的不同，选择不同的手法。如风寒实证者，以体表郁闭为主，五体辨证属于皮，手法可以金类手法摩擦法为主，操作轻盈快速，直接作用于体表皮部，能产生热效应，具有疏解肺卫的作用。颈部疼痛患者，有的在筋有的在肉有的在骨，落枕多以肉部损伤痉挛为主，治以土类揉拿手法；筋膜炎则病在筋，以木类弹拨理顺手法为主；颈椎病患者则多有骨的错位增生，治疗以水类正骨整复手法为主。需要注意的是，治疗不应仅仅受限于某一体某一手法，而应根据五体之间的联系，给予手法辨证治疗。如骨与筋，骨属水，筋属木，水生木，筋伤日久损骨，引起骨赘，骨节错位伤筋，导致筋结肉痿，因此治疗上常需要筋骨并治，动静结合。

（3）探寻病根，局部治疗，兼顾整体。对每一类疾病，必须详细探求疾病的根本病因病根，分析疾病的发生发展机理，找出最根本所在，然后针对基本病根进行局部治疗，解除局部因素。同时，治疗不要止于局部，要兼顾到整体，即根据疾病所引起的症状分布，机体代偿的表现，按肌肉、神经的走行，以及疾病发展的预测等，进行整体综合治疗。如对于颈曲改变的早期颈椎病患者，多表现为颈肩部局部症状，如颈肩牵扯不适、活动不舒、反复酸胀痛等，可向头部背部放射。不同节段的颈椎椎体错位，会引起不同的神经、血管、肌肉受损；然后可牵扯放射到远端引起相应疼痛不适症状，并引起相邻椎体、周围软组织、对侧颈肩以及肢体的代偿性变化，如代偿性错位、肌痉挛、肌劳损、肩部不等高等。早期颈椎的曲度往往处于动态变化中，可以根据不良的颈椎习惯以及相应的治疗措施可产生不同的角度、方向等变化。因此治疗时，找到病损椎体和受损肌筋，进行局部针对性复位和松筋治疗，然后对受影响的肌群以及神经分布区域、上肢肢体进行舒筋解挛治疗，并逐渐恢复颈椎曲度，同时纠正不良颈椎习惯。

六、常规五行手法

由于推拿手法主要作用于人体的筋、脉、肉、皮、骨五体，而根据疾病主要表现五体的不同，治疗手法亦有所差异。因此，相应的，根据五体的五行属性，我们可以归纳出手法的五行分类，并称之为常规五行手法。

五行手法的分类，主要根据手法作用于人体不同的部位、手法的形态特点和治疗作用等来进行划分的。分类手法在治疗疾病的时候可以有一定的选择导向性，并且在手法的组合方面也有一定的优势。但是并不能说明某一手法只能用于某一体，某一手法规定属于某一行，临床治疗仍当秉承辨证论治的原则。

运用五行手法调治五体病变，使五体得安，五行平衡，则机体康健。手法虽然可分五行，但是不要拘泥某行手法作用于某行。人体是一个整体，整体内的各个局部彼此联系，互相依存，不可分割，因此治疗上强调的是手法的整体性，这就是五行手法的核心意义与内涵所在。

1. 木行手法

此类手法主要作用于筋部，起舒筋解挛的作用，代表性手法有弹拨法、理顺法、牵抖法、揉捻法等。筋部包括韧带、小肌丛以及肌肉起止腱等，对骨关节起保护维稳的作用。筋部损伤往往导致肌筋痉挛、结节，体壮实者筋结难解，常用横向弹拨的一类刺激量较强的手法进行拨散筋结；年老体弱者筋经痿弱，常用顺向梳理的一类手法进行舒散结节。临床应用极为广泛，几乎所有筋伤劳损患者均可应用，为基础手法之一。

弹拨法为垂直于肌筋走行方向进行拨动；理顺法为顺肌筋方向进行梳理，一般有由起点至止点方向进行以及沿神经走行方向进行两种方式；牵抖类手法为在维持一定的牵引下进行小幅度高频率的抖动；揉捻法以手指进行揉捻，作用于筋结、手指脚趾关节韧带的损伤等。

2. 火行手法

此类手法主要作用于脉部，起疏通脉络的作用，代表性手法有点按法、推挤法、捋顺法等。脉部既包括中医的血脉经络，也包括西医的血管、淋巴管之类，以维持脏腑器官四肢百骸的营养供应。脉部的畅通依赖于其通行路径的正常，骨关节的错位脱位损伤、筋经的结节、肌肉的劳损等，均可引起血脉的通行受阻，引起眩晕、抑郁、失眠、厌食等不适。

点按手法为以手指、手掌、拳头、手肘进行垂直肌筋方向或顺穴位方向的点压，时间短可几秒，长可一分钟，可反复施行。捋顺法为顺脉络方向或神经方向的连续性疏通手法，一般不可逆行操作，常用于头面部、四肢部。推挤法主要用于局部血脉淤阻、气滞血瘀而疼痛者。

3. 土行手法

此类手法主要作用于肉部，起松解肌肉、促进肌肉康复的作用，代表性手法为捏拿法、搓法、提法、揉按法。肉部一般指较显著的肌肉，受神经脉络的支配，如骨关节损伤肢体活动受限，则会出现肌肉萎缩；如对侧肌部则有可能出现代偿性增生，致使躯体两侧不对称。

此类手法对操作者的耐力要求较高，动作要柔和、有力、沉稳，施力连绵不断。捏拿法主要作用于斜方肌、四肢肌肉；搓法主要作用于四肢；提法可用于肌肉较松弛可拉伸者如斜方肌、菱形肌、大小圆肌等；揉按法主要作用于腰背部、胸腹部，力量渗透持久。土行手法可解除肌肉紧张和痉挛疼痛，促进血液循环，加速炎症消散。

4. 金行手法

此类手法主要作用于皮部，能祛风散寒、温经通络、缓解紧张，代表性手法有摩法、擦法、散发、捏脊法等。皮部包括体表皮肤、毛发、浅筋膜等。肺主皮，络大肠，临床上部分紧张性头痛、失眠、咳嗽、胸部胀满、便秘、腹泻等常因肺失宣降引起，对症给予金行手法，往往能取得意想不到的效果。

金行手法作用浅表，具有安神定志作用，通常用于手法的开始以及结束治疗。摩法、散法、抹法以手指螺纹面或桡侧面或全手掌单方向摩动为主，作用于头部、腹部、小儿四肢部等；捏脊法在背部脊柱两侧操作，提起皮肤由下而上，也有人称"蚂蚁上树"，对小儿可增强免疫力、调理肠胃功能，对成人可缓解疲劳；擦法操作迅速，以局部产生热量为度，可借助介质，以温经通络、固护表阳、舒散邪气。

5. 水行手法

此类手法主要作用于骨部，调整骨关节机构为主，代表性手法为扳法、提推法、旋转复位法、戳按法、归挤法等。骨部属于水行，经络周流若水，骨关节的错位可导致经络不畅，影响气血。骨部主要指各种骨关节。骨的整复主要指骨关节脱位、半脱位的整复，骨折复位手法亦可归属于此类。骨关节的错位损伤可引起局部以及远端症状，也有局部自觉症状不明显，以远端症状为主者。脊柱是脊髓神经的主要通行结构，因此脊柱小关节的错位会引起一系列复杂的症候。日久失治则有可能引起其余筋、脉、肉、皮部的异常。因此，临床手法治疗当注意检查骨关节的错位。

水行手法作用于骨部，一般在手法或工具行关节牵引的状态下进行复位，以稳、准、灵、巧为主要特点。行扳法前后都应该进行松筋手法。所有的整复类手法均主要作用于骨关节，因此对骨关节错位的诊断首先要明确，行复位手法前必须进行相关影像学检查，确保复位安全。

七、脊柱五行手法

（一）脊柱五行手法概述

人类的脊柱经历行走进化后，变为直立位，主要承受人体的体重，压力较大，因此极容易出现劳损。由于现代生活工作方式的改变，人们长时间弯腰低头久坐的习惯增多，锻炼减少，脊柱更加容易出现过劳损伤，相应的脊柱相关疾病也日益增多。

督脉在脊柱中通行，督脉主管一身阳气，督脉通畅则阳气通。而督脉的通畅则依赖于脊柱结构与功能的正常。为此，我们提出了脊柱整体观与脊督一体论，治脊以治督，整体调节脊柱。调节脊柱不仅指调节椎体关节的错位，恢复脊柱的正常曲度，还包括脊旁肌肉的调整松解，疏通督脉、膀胱经的走行通道，使阳气通畅，则机体康健。

小关节的整复手法主要作用于脊柱椎体。而不同的脊柱节段引起的相应症状不同，其复位手法也不尽相同。脊柱节段由上而下按五行进行划分：颈椎及第1、第2节胸椎属于金，关联肺、大肠；第3～第5节胸椎属于火，关联心、小肠；第6～第8节胸椎属于木，关联肝、胆；第9～第12节胸椎属于土，关联脾、胃；腰及骶椎属于水，关联肾、膀胱。不同的脊柱节段的病损，可导致不同的症状表现。如某些患者反复出现心慌、心悸、胸闷等症状，行相关彩超影像学检查并未见异常，但患者自觉症状明显，严重影响工作生活。根据脊柱五行划分，颈椎属肺，第3～第5节胸椎属心，查体触诊颈胸椎棘突关节突，辨识错位椎体，给予整复后可取得立竿见影的效果。又如上腹痛患者，辨证属于气滞型，往往可在第7、第8胸椎棘突触及压痛，给予复位调整后，疼痛立刻缓解。

因此，我们把脊柱相关疾病的诊治手法归纳为脊柱五行手法。在治疗相关疾病时，需要辨证分析，仔细触摸，结合影像学资料，精准找出病损椎体，分析关联椎体以及代偿机制，然后给予相应手法整复。脊柱小关节紊乱、椎体错位的测定要遵循三个原则。首先，行脊柱X射线检查，详细观察不同节段的椎体两侧小关节间隙是否对称、棘突的偏歪、曲度的异常；其次，综合临床症状，症状表现的一侧往往是错位存在的一侧；最后，在前两个因素的基础上，仔细触扣诊不同节段的棘突、横突、关节突关节等，往往在患侧有触扣痛。只有三方面同时存在，方可确定椎体错位，并且要注意分析关联椎体与代偿性改变的椎体，切不可逢歪必复。

（二）不同节段的脊柱整复方法

1. 颈椎整复手法

患者取端坐位，低头，暴露颈椎棘突，医者用拇指食指触诊棘突、横突或关节突（见图3-67），找出偏歪椎体，一手拇指置于偏歪棘突，其余手指置于头顶部，使颈部维持前屈一定角度（一般上段椎体角度可小，下段椎体角度宜大），然后另一手往前牵引患者下颌部，同时向右侧旋转（根据患者具体影像学以及颈椎活动度选择旋转方向）到一定角度后，托下颌的手轻轻一抖（见图3-68），即听到"咯"的清脆响声，提示复位成功。

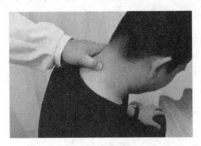 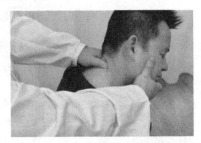

图3-67　触诊偏歪棘突　　　　**图3-68　颈椎旋转复位**

2. 胸椎整复手法

患者坐矮凳，低头暴露胸椎棘突，医者以手指叩诊明确错位棘突（见图3-69），然后以膝关节前方顶住错位棘突，根据错位方向适当调整膝关节施力方向以及角度，然后术者双手环抱患者肩前，嘱患者抬头挺胸，保持放松，趁其不注意时，双手往后下突发用力压，膝关节稍用力往前上顶（见图3-70），即可复位成功。第1、第2胸椎复位手法同颈椎，第10～第12胸椎复位手法同腰椎。

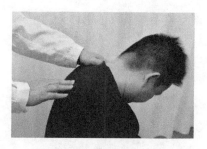

图 3-69　触诊胸椎棘突

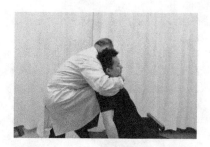

图 3-70　胸椎膝顶复位

3. 腰椎旋转复位手法

患者坐双联椅上,弯腰暴露腰椎棘突,医者以手指触诊错位偏歪棘突,然后以一手拇指顶住偏歪棘突(见图 3-71),另一手绕过患者肩部搭于对侧颈肩部,使患者弯腰约 45°,然后向一侧旋转到一定角度后稍加用力往后上一抖(见图 3-72),即可复位成功,做完一侧再做另一侧。根据不同的椎体选择不同的复位,一般上段腰椎前屈角度宜小,下端腰椎前屈角度宜大。

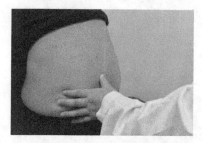

图 3-71　触诊腰椎棘突

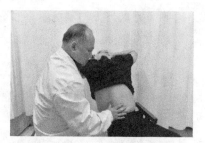

图 3-72　腰椎旋转复位

4. 腰椎斜扳手法

患者侧卧位,医者一手肘部固定患者肩部,另一手肘部固定患者髂骨部,嘱患者放松,可适当摇动患者躯干,分散患者注意力,在患者不备时两手相对瞬间小幅度发力(见图 3-73),即可听见清脆的复位响声，提示复位成功。根据复位不同节段的椎体，两手用力方向以及角度均有所不同。

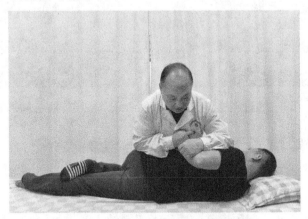

图 3-73　腰椎斜扳手法

5. 骨盆调整手法

姿势同腰椎斜扳法。医者一手固定患者肩部，固定髂骨部的另一手瞬间小幅度发力（见图 3-74），调整骨盆。

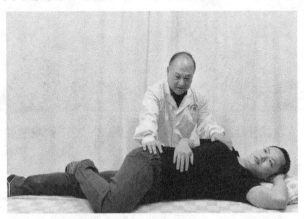

图 3-74　骨盆调整手法

6. 骶髂关节复位手法

前错位者，患者取仰卧位，双手扶持床头，一助手在患者下肢方向，维持斜 30°左右纵向牵引错位肢体，另一助手双手抱紧患者双肩腋部，协助固定患者上半身，医者站在错位的一侧，双手按住髂前上棘部，嘱患者放松，在患者呼气末，突发用力前下压（见图 3-75），可听到响声，提示复位成功。后错位者，患者采用俯卧位，其余姿势同上，在两助手维持牵引下，医者双手压住髂后上棘部，向前下推（见图 3-76），即可复位成功。

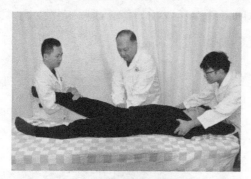

图 3-75　骶髂关节前错位整复手法

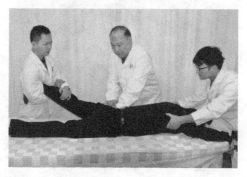

图 3-76　骶髂关节后错位整复手法

7. 脊柱动态摇摆法

患者取俯卧位，平缓呼吸，两手向上适当用力抓持床缘，肩肘部自然放松，双下肢摆直并拢，膝关节微屈。医者双手握持受术者双小腿踝部，以腰为轴，带动双手发力，以受术者脊柱为中轴施加一定的牵引力，然后左右摆动脊柱，摆动幅度从小到大，摆动节奏先慢，再快，后慢，摆动频率以每秒 2～3 下为宜，每次操作 10～20 s，连做 2～3 遍。摆动顺序从骶腰椎开始逐渐发力至胸椎、颈椎，最后整条脊柱动态摆动。摇摆完后，沿脊柱从由下往上推经气，然后虚掌叩击 6 遍后收功。每天或隔天做 1 次。老年患者慎用，脊柱骨折、肿瘤结核患者等禁止使用。（见图 3－77）

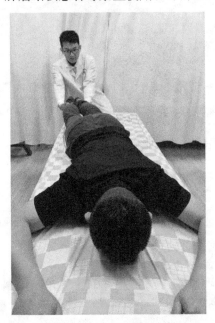

图 3－77　脊柱动态摇摆法

8. 脊柱肌肉松解法

患者取俯卧位，保持放松，平缓呼吸。医者以手拇指螺纹面或者手肘尖部沿脊柱旁 0.5 寸左右由上而下施行理顺手法（见图 3－78）。从第 7 颈椎旁开一直操作至腰骶部，手法操作时细心体会指下感觉，寻找痛性结节或条索状反应物，可稍停留进行局部的理顺弹拨，务求筋结舒散。若有深部触痛者，适当采用肘关节深压法，视机体体质因素施用合理的力度。用力不可过猛过浮，力度不可突发突消，不可忽轻忽重，务求连续，力量要深透，总以柔和为原则。手法反复操作 3 遍。此手法广泛应用于各种脊柱相关疾病、亚健康等，中老年人辨证施行。肿瘤、结核患者等禁止施用，避免病理性骨折的发生。

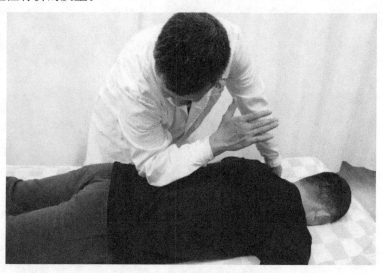

图 3－78　脊柱肌肉松解法

【注意】以上手法复位过程中，常常可听到复位发出的清脆响声，但是不可以响声的出现作为复位成功的标志，而应以患者具体症状的改善以及指下触痛感减轻为标志。复位不成功者，不宜反复多次施行，宜先行舒筋手法，解除患者紧张感。不可一日反复多次复位，否则可能导致不良反应，甚则出现晕厥。行所有复位手法前，均应有影像学资料，确保手法安全。